《米国緩和ケア専門医が教える》

あなたの
ACP
はなぜうまく
いかないのか？

Advance
Why is your Care not working?
Planning

中川俊一　コロンビア大学内科准教授

MEDICAL VIEW

Why is your Advance Care Planning not working?
(ISBN 978-4-7583-2242-3 C3047)

Author : NAKAGAWA Shunichi

2024.9.1 1st ed

©MEDICAL VIEW, 2024
Printed and Bound in Japan

Medical View Co., Ltd.
2-30 Ichigaya-hommuracho, Shinjuku-ku, Tokyo 162-0845, Japan
E-mail ed@medicalview.co.jp

Contents 目次

Ⅰ ACP はなぜ必要か？

ACP が必要になる場面での会話から考える

意思決定支援の会話は 3 ステージ ································· 12

1st ステージ　病状の説明

01 事前の準備が超重要 ······································· 14
02 医療者側で意志の統一が得られているか ················· 17
03 話をする物理的な場所を確保する ······················· 18
04 自己紹介と開会の言葉 ··································· 19
05 こちらから説明を始める前に相手の理解を確かめる ········ 20
06 情報の伝達「2 分ルール」 ······························· 22
07 情報の伝達「50％ルール」 ······························· 25
08 予後の情報をどう伝えるか？ ····························· 26
09 予後情報を伝えたあとは感情に留意する ·················· 30
10 質問にはシンプルに答える ······························· 32
11 会話に出席しているすべての人に注意を払う ·············· 35

2nd ステージ　治療ゴールの設定

01 2nd ステージを抜かす失敗が一番多い ···················· 37
02 Shared decision making とは？ ························· 39
03 新しいコンピューターを買うときの，店員さんの説明から考えみてる ······· 41
04 人生観，価値観を探るためにどんな質問を投げかけるか ······· 45
05 治療のゴールを大まかに 3 つの方向に分ける ·············· 47

3rd ステージ　治療オプションの相談

01 3rd ステージは医療者側がリードする ····················· 53
02 一つ一つの医療行為の benefit と burden を考える ········· 54
03 治療のゴールを達成するのに何が必要で
   何が必要でないのかを考える ····························· 59
04 治療法を提案するときは
   「〇〇はしないほうがいいと思いますよ。どうですか？」と尋ねる ········· 63

Prologue

　米国と日本で指導をしていてしみじみと感じるのは，コミュニケーションに関する教育が非常に遅れているということです．米国は日本よりはまだマシですが，それでも全然足りません．日本では，日本緩和医療学会が主導しているプログラムはあるものの，特に医学部や初期研修での教育という点でいうと，ほとんど存在していないのではないでしょうか？　これは本当に問題だと思っています．医師であれば，医学部や初期研修において全身の疾患や治療をまんべんなく，ものすごい時間とエネルギーを使って一生懸命勉強しますが，いったん自分の専門が決まってしまうと，その専門科以外の知識は結局あまり使わなくなるのが普通です．しかし，医療者として仕事をして患者や家族と話をするのであれば，相手に何か悪い知らせを伝えることを避けるのは，どの専門科を選んだとしても不可能です．それなのに，コミュニケーションの教育や指導に割かれている時間は驚くほど少ないか，ほとんどありません．医師は各自が自分の感覚で，見様見真似でやっており，ぶっちゃけていうと（もちろん上手な医療者もたくさんいますが）基本的に「医師は口の利き方を知らない」といっていいと思います．

　この本では，私の経験をもとに，人生会議を中心に，コミュニケーションについて考えていることをシェアしたいと思います．私が所属しているかんわとーくのグループで「新訂版 緊急 ACP 悪い知らせの伝え方，大切なことの決め方」（医学書院）という書籍を 2022 年に出版しました．そこでは基本的なコミュニケーションスキル（SPIKES，NURSE，REMAP）について解説しましたが，この本ではもう少し深く踏み込んで，私がコミュニケーションに関して気をつけていることを説明してみたいと思います．

中川俊一

2024 年 7 月

コロンビア大学内科准教授，成人緩和ケア部門ディレクター

文献

1) Nakagawa S, et al. J Palliat Med 2017; 20: 977-83. PMID: 28504892
2) Lee J, et al. JAMA Intern Med 2020; 180: 1252-54. PMID: 32501486
3) VitalTalk Web サイト. https://www.vitaltalk.org/
4) かんわとーく Web サイト. https://kanwatalk.jp/

15〜20年かけないと得られない経験を積めたと考えています。例を挙げると，補助人工心臓の埋め込み手術（日本で最近保険診療が始まりました）の前に緩和ケアコンサルトをするプログラムを立ち上げ[1]，術前のアドバンスケアプランニングの会話を，自ら400例以上やってきました。また，2020年3月から4月にかけて，コロナのパンデミックでNYCが大変な状態になっていたときは，ERに押し寄せる患者に無益な延命治療をしないように，急遽ER専属の緩和ケアコミュニケーションチームを結成し，そのチームを率いて2週間で110人の患者家族と意思決定支援の会話をして，無益だと思われる延命治療の希望を83%から18%まで減少させた，という成果も出しました[2]。

　一つ一つの症例に悩みながら取り組み自省を繰り返してきたので，自分のコミュニケーションスキルがほかの医師と比べてどれくらい上手か（下手か）はわかりませんが，自分ほどコミュニケーションについて考えている医師はそんなにいないんじゃないかと自負しています。

　臨床と同時に，学生や研修医への指導にも力を入れました。自分はいわゆる純ジャパで，英語の発音も日本語なまりが抜けませんし，あまり洒落た言い回しもできません。母国語ではない言語で重い話をするにあたり，一つ一つのフレーズの言い回しにことさら注意を払いました。そして，どうして○○ではなくて××と言ったほうがいいのか，どうしてそこでは何も言わないほうがいいのか，といったことについて，自分なりの考えをもつようになりました。それを学生や研修医に教えるときには，どうやって教えるのが一番わかりやすいのか，相手に納得してもらえるのかにも，ものすごく神経を使っています。指導のスキルはベッドサイトや，コミュニケーションスキルの研修会（米国ではVitalTalk[3]，日本ではかんわとーく[4]）を通して日々練習しています。
　そういった臨床，教育，およびそれを論文化した功績を認められて，2019年にはコロンビア大学の優れた教育者としてVirginia Apgar Academy of Medical Educators，2024年にはコロンビア大学の優れた臨床医としてAcademy of Clinical Excellenceへの入会を認められました。さらには同年にコロンビア大学病院のナースによる選考で，その年の最も優れた医師に与えられるPhysician of the Yearにおよそ1,800人の医師のなかから選ばれました。

話がうまくまとまらなければ，コミュニケーションを助けてほしいと依頼がきます。つまり，米国の緩和ケア医は特に判断が難しい場合の「コミュニケーションのプロ」として認識されている，ということを意味します。

コロンビア大学はニューヨークのマンハッタンにある740床の大学病院です。私が赴任する2013年以前は，緩和ケア科は医師が1人，ナース・プラクティショナー（NP）が1人，ソーシャルワーカー（SW）が1人，チャプレインが1人，という非常にこじんまりした部門でした。この規模の施設で緩和ケアチームがこれだけ，というのはほとんどジョークです。しかもたちの悪い。おそらく病院の上層部がその重要性を理解していなかったせいだと思います。しかし，そこから病院のサポートが拡大し，その一環で作られたポジションに私が収まり，ゆっくりとですが着実に広がりをみせ，現在は医師が9人，NPが7人，SWが7人，フェローが5人，チャプレインが2人というそれなりの部門に成長しました。

個人的にはこの10年間は本当に頑張って働きました。米国のアカデミックな施設での緩和ケア医は，勤務時間の半分を臨床，半分を研究や教育に充てるのが普通なのですが，私の場合は，特に最初は人が少なかったというやむを得ない理由のせいもあって，フルタイムで臨床，隙間時間で研究と教育という形になりました。当時，コロンビア大学は米国の各部門でトップクラスであるにもかかわらず，施設全体に緩和ケアがまだ行き届いていないという，いってみればある意味非常に特殊な環境でした。一般的にいって，治療技術が優れていて今まで治らなかったものが治るようになるほど，（皮肉なことですが），逆に治療がうまくいかないときの意思決定は難しくなります。コロンビア大学のような大学病院には，周りの病院ではどうしようもなくて，最後の希望を抱いた患者とその家族がたくさん集まってきます。治療がうまく行けば素晴らしいですが，それと同じくらいうまく行かないことは当然あるわけで，そういう場合の意思決定のプロセスは必然的にことさらに難しくなるのです。この特殊な環境のおかげで，それこそ「浴びるように」難しいコミュニケーションのコンサルトに曝露されることになりました。これは，今振り返ると自分にとって非常にラッキーなことだったと思います。自分の肌感覚では，ほかの施設であれば

ントサイナイ医科大学という，その分野ではトップクラスの施設でポジションを得ることができ，研修を開始しました。その老年内科の研修の一環として緩和ケアをローテートする機会があったのですが，それが目から鱗でした。自分がかつて直面し途方にくれた場面で，自分の付いた指導医は，その絡まった糸を鮮やかに解きほぐし，患者や家族をその場面で最も適当と思われる方向へ導いていきます。とにかく衝撃的でした。その姿はものすごくかっこよくて，外科医だったときの自分が，手術を軽やかにこなす教授に抱いていたのと同じ憧れをを抱いたのを覚えています。さらに，勉強を重ねるにつれて，自分が緩和ケアに対してもっていた考えが誤っていたこと，そして日本と米国での緩和ケアの違いもわかってきました。

　まず，米国では緩和ケアの対象は悪性疾患に限りません。対象は「重篤な病気」と定義され，これにはがん以外のいろいろな疾患が含まれます。心不全や腎不全に代表される臓器不全，脳梗塞や ALS などの神経疾患，認知症，あるいは術後合併症が重なり ICU で延命治療に依存した状態からなかなか改善しない場合（専門的にはこれを Chronic Critical Illness といいます）など，とにかくいろいろな状況で我々緩和ケアチームにコンサルトがきます。日本では，最近は少しずつ変わってきてはいますが，いまだにがん患者が対象の大部分を占めていると思います。

　そして，これが最も大きな違いですが，米国の（特に大学病院などのアカデミックな施設の）急性期病院では，緩和ケア医は，がんが進行してこれ以上化学療法ができない状況になってから初めて出てくるのではなくて，病状のもっともっと早期から介入しています。化学療法をアクティブにやっているときにその症状のコントロールを助けるのはもちろんですが，それ以外でも，これ以上化学療法を続けるほうがいいのかどうか？　あるいは非がん疾患で，例えば心不全の患者では心移植ができなくなったときに今後どうするか？　コロナ肺炎で多臓器不全になり ICU で数週間ドロドロになっている症例でどうするか？もっと極端な例では，高齢でハイリスクな患者にそもそも開心で弁置換術をするのかしないのか？　といういわゆる意思決定支援に深くコミットします。状況が悪いとき，治療方針の決定が難しいときに，主治医チームが説明をしても

4

Prologue はじめに

　ニューヨークのコロンビア大学で緩和ケアの指導医をしている中川俊一と申します。

　日本では緩和ケアと聞くと，がん患者さんに治療がこれ以上できなくなったときに初めて出てくる医者，というイメージがあるんじゃないか，と思います。もちろん，違っていたら嬉しいのですが。

　少なくとも昔の私はそのように考えていました。

　少し私の自己紹介をします。

　私は1997年に医学部を卒業して耳鼻咽喉科の研修を始め，一般外科に移って研修を終えて，2005年に渡米しました。日本では件数が少ない肝臓移植の手術のトレーニングを受けるのが主な目的でした。当時の私はとにかく目の前の患者を治すこと，治せるかどうか，に集中しており，そのための勉強は一生懸命したのですが，白状しますと，治せない患者にはあまり注意が向いていませんでした。緩和ケアというのはあまり聞いたことがなく，どちらかというと，いわゆる「敗戦処理」的な役割だと理解していました。

　手術の修練を目的に意気揚々と渡米したものの，健康上の理由でそれが叶わなくなり，いろいろと悩んだ末に内科へ方向転換して，米国で一般内科の研修を始めました。

　当時の私は患者や家族と話すのがとにかく苦痛でした。自分の英語が稚拙だということももちろんありましたが，病状が悪くなる患者やその家族に「どうして治らないんだ？」「何か方法はないのか？」と詰め寄られたときに，何をどう答えていいかまったくわかりませんでした。自分が話せば話すほど相手はどんどん機嫌が悪くなって，こちらが答えられない質問をしてきます。途方にくれ，自然とそういう場面を避けるようになっていました。

　転機が訪れたのは一般内科の研修を終えて，老年内科の研修をしているときでした。当時は将来的には日本に帰ることを考えていたので，日本でより役に立ちそうな専門として老年内科を選択しました。運良く，ニューヨークのマウ

05 治療法の提案はポジティブなことを先に，ネガティブなことをあとで ……… 67

06 治療法については交渉が必要 ……………………………………………………… 69

07 Time limited trial（お試し期間）を提案する ………………………………… 71

Ⅱ ACP について

01 ACP について ………………………………………………………………………… 78

02 ACP の定義 …………………………………………………………………………… 81

03 ACP に含まれるもの ……………………………………………………………… 83

04 事前指示書が効果を発揮するには？ ………………………………………… 85

05 ACP の研究が示してきたこと ………………………………………………… 89

06 もっと本当の意味での ACP では人生観，価値観をシェアする ………… 91

07 すべての会話は 3 ステージでアプローチする ……………………………… 92

08 常に 2nd ステージを考える ……………………………………………………… 96

09 理想的な ACP の形は？ …………………………………………………………… 99

10 なぜ ACP をしたほうがいいのか？　ACP は自分のため？ …………… 102

11 ACP が大切である真の理由は？
「患者本人が家族に贈ることのできる最大のプレゼント」 ……………… 104

12 ACP はいつ始めるのがいいのか？　……………………………………… 108

Ⅲ 実際に ACP についてどう話すか？

01 ACP を妨げるハードル　どうやって会話を切り出すか？ ……………… 112

02 イケてない ACP の例 …………………………………………………………… 114

03 ACP で尋ねる 4 つの質問 ……………………………………………………… 117

04 どの順番で尋ねるか？ …………………………………………………………… 124

05 ポジティブからネガティブへの転換
" Hope for the best, plan for the worst " ………………………………… 127

06 どうやって話をふくらませるか？　フォローアップの 3 つの質問 ……… 129

07 フォローアップの質問は繰り返して使う …………………………………… 134

08 ACP は 1 回やったら終わり？　「イベント」ではなくて「プロセス」……… 139

09 ACP は誰がやる？　………………………………………………………………… 142

10 以前の情報があるときは，その情報を利用する ………………………… 145

Ⅳ こんなときどうするか？

01 「私は死ぬんですか？」…………………………………………………………… 152

02 「本人には言わないで」…………………………………………………………… 157

9

03 「ICU で外科手術後の患者。術後 4 週が経過。
　　もうどう見ても救命できそうにないのに外科医の意向が強すぎて，
　　家族との話し合いを始めることすらできない」……………………………… 161
04 「3 ステージのアプローチは理解できる。
　　でも，そんなのやる時間がないよ」……………………………………………… 163
05 「先生にすべてお任せします」……………………………………………………… 167
06 「先生が家族だったらどうしますか？」………………………………………… 171
07 「もしものことなんて縁起でもない！」………………………………………… 174
08 「ACP では治療のことは話すというけど，
　　その話になったらどうするの？」……………………………………………… 176
09 「2nd ステージを先にやっちゃだめ？」………………………………………… 178
10 「それ明らかに本人の意向と違うんじゃない?!」…………………………… 181

V コミュニケーションのコツ

01 「残念」は bad word ………………………………………………………………… 190
02 副詞を強調する ……………………………………………………………………… 192
03 NURSE は目的ではなくて手段 ………………………………………………… 194
04 同じフレーズでも言い方次第で伝わり方が変わる ……………………… 198
05 「頑張ってきたのはわかります」は NG ……………………………………… 202
06 「〇〇が必要ですが，どうしますか？」……………………………………… 205
07 決断をその場で無理強いしない。北風と太陽の話 ……………………… 207
08 医療者の価値観を押しつけるのはご法度 …………………………………… 210
09 しつこすぎる invitation …………………………………………………………… 214
10 反復という名のオウム返し ……………………………………………………… 217
11 沈黙の使い方 ………………………………………………………………………… 221
12 「私」vs「私たち」………………………………………………………………… 224
13 相手の立場に立って考える。「患者に寄り添う」必要はあるのか？ ……… 226

Column コミュニケーションの上達のために

01 予習と復習の大切さ ………………………………………………………………… 74
02 「緩和ケアで悪い知らせばかり伝えていると嫌になりませんか？」………… 147
03 コミュニケーションの成否を決めるのは何か？ …………………………… 186
04 コミュニケーションはスキル …………………………………………………… 230

I

ACP はなぜ必要か？
ACP が必要になる場面での
会話から考える

アドバンスケアプラニング（ACP）の話を始める前に，
間違って理解されていることが非常に多い，ACP が
どうして大切なのかをまず理解したほうがいいと思い
ます。病状が悪くなり病院（ER，ICU）で治療方針の
決定をしなくてはならない場面を想定して，そこでど
ういう会話が行われるべきなのかを考えてみたいと思
います。少し回りくどいかもしれませんが，お付き合い
ください。

Ⅰ ACP がなぜ必要か？　ACP が必要になる場面での会話から考える

意思決定支援の会話は 3 ステージ

症例

・70 歳男性。非小細胞肺がんの診断で 2 年前に右肺上葉切除。1 年前に対側の肺への転移が認められ，化学療法を開始した。3 カ月前に肝転移が出現し，化学療法を変更。

・今回は食欲不振，吐き気，体重減少を主訴に入院。入院時の CT でさらに脳転移を認めた。入院 3 日目に誤嚥により呼吸不全を起こし挿管され，人工呼吸管理となった。敗血症性ショックを併発し，昇圧剤も開始されている。

・ICU 入室後 1 週間が経過し，状態の改善はみられない。もともとの進行がんの影響もあり，今後の化学療法の継続は難しく救命も非常に厳しいだろうという状態で，今後の方針を家族と相談することになった。

・家族は妻，長男，長女。

意思決定支援の会話は3ステージを意識する

　米国の大学病院で緩和ケアをやっていると，上記のような状況で意思決定支援（goals of care，GOCと略します）の面談をするというコンサルトがきます。私はこのような場面のアプローチを3ステージのゲームに見立てています（「3ステージプロトコル」）[1]。ちなみに，この会話を serious illness conversation（SIC）とか crisis communication とよぶ文献もありますが，私はそういう分類づけにはあまり意味がないと考えています。ACPも含めて，すべての会話は3ステージプロトコルでアプローチしたほうがシンプルでわかりやすい，というのが私の持論です。これについてはあとで詳説します。

1st ステージ	病状の説明
2nd ステージ	治療ゴールの設定
3rd ステージ	治療オプションの相談

　ゲームというと不謹慎に聞こえるかもしれませんが，ふざけているわけではありません。非常に重い話をするので相手側が感情的になり，医療者側も緊張して混乱してしまい，話が堂々巡りになったり，なかなか噛み合わなかったりすることはよく経験されます。このガイドマップに従おうとすることで冷静に事態をみつめることができ，「自分が今，会話のどの時点にいて，次は何をしなくてはいけないか」が客観的にわかります。研修医や学生を指導する際にも重宝しています。

ステージを1つずつクリアして，次のステージに進む

　ポイントは，必ず**1stステージをクリアしてから2ndステージへ進み，2ndステージをクリアしてから3rdステージに進む**ということです。自分自身，会話がうまく進まず「うーん，イケてない会話だったな……」と思うときは，このガイドマップを外れてしまっていることがほとんどです。
　次の項目から具体的にみていきましょう。

Ⅰ ACP がなぜ必要か？ ACP が必要になる場面での会話から考える

1stステージ　病状の説明

01 事前の準備が超重要

　GOC の面談において大切なのは，準備がすべてだということをしっかり認識することです。私はこういうコンサルトがきた場合，時間とエネルギーの50%以上をここに費やします。どれだけ良い準備ができるかで，勝負が決まるといっても過言ではありません。

誰が参加するのか？（患者側）

　面談の内容から，誰が参加するのか？　を考えます。悪いニュースを伝えるときもケースバイケースで，例えば「明日に予定されていた退院が来週に延びた」と伝える場合は，悪いニュースではあるものの，家族をわざわざ呼ぶ必要はないでしょう。回診時に伝えればいいと思います。しかし，本症例のように生死にかかわってくる重大な話し合いの場合は，回診時に患者一人に情報をぽんと投げかけるのは不適切です。本人がそう望むのでない限り，通常は患者以外に家族が必要でしょう。患者が意思表示できず，家族と面談する場合は，家族のなかで誰が出席すべきかを考えます。

　そのためには家族構成，家族内の人間関係やキーパーソン，その患者/家族はどのように決断を下すのか（例えば家族全員で相談して決めるのか，長男の発言権が強いのか，など）を知っている必要があります。仮に長男の発言権が強い場合は，彼が同席していない場合，出席した家族（例えば長女）に彼が後から話を聞くことになります。医療の素人である長女が，医療者の説明を長男に正確にするのはかなりハードルの高い作業です。伝言ゲームのように不正確に伝わってしまうことはよくあります。また，長男は長女から話を聞きながら，長女にいろいろと質問するでしょう。しかし，長女は当然答えることができませんので，結局話が正確に伝わりません。

14

こういったことを避けるためには，できれば**決断にかかわる家族全員が同時に医療者側の説明を聞く**，というのが理想です。もし遠方の家族が同席できない場合は，電話やビデオ電話などの利用も必要になります。こういう面談のときは視覚からの情報は非常に重要なので，できればビデオ電話が望ましいですが，それが無理なら電話で音声だけのコミュニケーションでも，先ほどの伝言ゲームよりはだいぶマシです。

誰が参加するのか？（医療者側）

医療者側は誰が参加するか？　というのは，その次の「何を話すのか？」に深くかかわってきます。患者の現在の病状（診断，治療経過，今後の治療法のオプション，予後など）については当然詳しく知っている必要があります。

何を話すのか？
何がわかっていて，何がわかっていないのか？
相手はどんな質問を尋ねてくるか？

ここで重要なのは，患者側からどのような質問がくるかを予想することです。医療者側が当たり前だと思っていることでも，医療の素人である患者側は理解していないことがよくあります。例えば，どうしてこれ以上がんの治療ができないのか？　と聞かれたらどうするか。今はできないとしても状態が改善したらできるのか？　そもそも状態が改善する見込みはないのか？　といったことを答えられるように，**相手の立場に立って考える想像力**が必要です。

先ほど，患者の病状についてできるだけ知っておく必要がある，と述べましたが，一方で，すべてを知っておく必要がない，ということも認識しておくべきです。**大事なのは自分がどこまで知っていてどこから知らないか，を知っていることです。**その境界を把握しておきさえすれば，それに対応できるように準備をすればいいだけです。

相手からの質問を想像するには，医師としての力量が大きく関係しま

す。患者側からくるであろう質問に自分が答えられない場合は，腫瘍内科の医師の同席を依頼する，腫瘍内科の医師と予定が合わなければその質問をあらかじめ議論して自分で納得しておく必要があります。また，この面談の焦点になるのは医学的なことだけとは限りません。例えば，患者の症状などは看護師，病棟やICUでの滞在が長引いている場合は理学療法士，嚥下が問題になっていれば言語聴覚士からのインプットが有用なこともあるでしょう。当たり前の話ですが，自分で納得していないことを誰かに説明するのは不可能です。

会話の方向性の準備はできているか？

　会話の方向性についても準備が必要です。病状を聞いたあとに家族は「できることをすべてやってください」ということが多いでしょうが，もしかしたら「本人はだいぶ苦しんできたので，もうこれ以上はつらい治療はしないでほしい」と言うかもしれません。ICU入室1週間後でそれを言われたら，そうするのが妥当なのか？　それともその判断を下すのはまだ時期尚早なのか？　会話の方向性によって，どのように対応するのか？　ということも事前に十分準備しておく必要があります。

Ⅰ ACP がなぜ必要か？　ACP が必要になる場面での会話から考える

1stステージ　病状の説明

02 医療者側で意志の統一が得られているか

　病状の説明における一番の肝は，**医療者側で意思の統一が得られている**ことです。患者側に情報を伝える前に，多職種で十分に議論を重ねておく必要があります。急性期病院であれば，その患者の最終責任者的な医師が存在することが多いと思います。この症例では肺がんを治療してきた腫瘍内科医（あるいは呼吸器内科医）がそれに当たります。手術後の患者であれば執刀した外科医です。この**キーになる医師の意見が大事**になります。

　例えばがんの患者で，私が「これはもう助からないんじゃないか？」という意見であっても，腫瘍内科医がそう考えていなければ，それを尊重しなくてはいけません。なぜかというと，仮に私が正しいとしても，それを伝えると患者側は必ず「私をずっと治療してきた〇〇先生はなんと言ってるんですか？」と尋ねてくるからです。そこで〇〇先生が自分の意見を言えば，患者側はほぼ必ずそちらを信じます。当たり前です。結局，私がしたことは患者側を混乱させただけになってしまいます。医療者側が一枚岩でない感じが伝わってしまうと，患者側が不審を抱きすべてが悪循環になります。なので「これ以上の抗がん剤はできない」などの一番の鍵になる情報に関しては事前に十分に話し合っておく必要があって，**面談中に医療者側で意見の相違があるような感じを出してしまうのは，プロとしてあってはいけません**。

I ACP がなぜ必要か？　ACP が必要になる場面での会話から考える

1stステージ　病状の説明

03 話をする物理的な場所を確保する

　本人が意思表示できず家族とだけ話をする場合，プライバシーの確保された静かな場所で落ち着いて話ができることが望ましいです。話が重ければ重いほど，座って目線を同じレベルにして話をすることが大切で，立ったままではそれだけで相手側が落ち着かない気持ちになります。

　本人が話し合いに参加する場合，本人の身動きがとれなければベッドサイドで話をすることになるでしょう。その場合，話し合いに参加する全員が座るスペースはないかもしれませんが，会話をリードする 1 人くらいは椅子に座ることで，だいぶ雰囲気が変わります。

　「時間がないから」「スペースがないから」という理由で，物理的な環境をベストにすることをおろそかにする研修医をよくみかけます。例えば腹腔鏡下胆嚢摘出術でポートを入れる位置がイマイチだったりすると，術野の展開がガラッと変わって，比較的簡単な手術だったはずなのに，その難易度がぐんと上がってしまうことを私はよく経験しました。勝負は皮切の段階から始まっているのです。

　会話も同じで，落ち着いて静かに会話ができる物理的な環境を確保することは，その会話の成否に大きく影響してくることを意識しなくてはいけません。

I ACP がなぜ必要か？　ACP が必要になる場面での会話から考える

1stステージ　病状の説明

04 自己紹介と開会の言葉

　　まずきちんと自己紹介をします。特に患者側や医療者側に複数の人がいるときは，各自がどういう形で診療にかかわっているか，また患者側の患者との関係を確認します。そのあとになんらかの開会の言葉があったほうがいいでしょう。

　例えば救急外来であれば「現在の病状についてお話しします」という簡単なものでもいいでしょうが，本症例のような ICU での面談では，私は次のように言います。

> 「お忙しいところ来院いただきありがとうございます。今日は○○さんの ICU での経過が 1 週間になったので，現在の病状を説明して，我々が心配していることをお話しし，そのうえで今後の治療方針について相談させていただきたかったので，このような場を設けました。何か質問があれば，できる限りお答えします」

　このように，**会話の目的をはっきり伝える**とスムーズに話が始まります。

Ⅰ ACPがなぜ必要か？　ACPが必要になる場面での会話から考える

1stステージ　病状の説明

05 こちらから説明を始める前に 相手の理解を確かめる

　医療者は情報をたくさんもっていますし，医者は自分で頭がいいと思っているので，とかく自分から話し始めようとしますが，これはあまりイケてません。まず相手を測る必要があります。

> 「前の先生は病状についてどのように話していましたか？」
> 「病状をどのように理解していますか？」

　という質問をして，相手がどのように反応するかをみます。ここでは，もちろんその質問の本来の目的である，相手はどこまで知っているか？は重要なのですが，それ以上に相手の教育レベルはどれくらいか？　相手の理解度はどうか？　ということに注意を払うのがポイントです。一つ一つの日付まで正確に答える人もいれば，そうでない人もいます。自分でいろいろと勉強している割には細かいことに気がとられてしまっていて，こちらが最も心配している全体像に注意が行っていない人もいます。
　あるいは

> 「○○さんの様子はご家族にはどのように映っていますか？」

という質問も有効です。本症例のように，医療者側がかなり心配に思っている場合でも，家族は「前もICUに入院して，そこからすぐ良くなった。今回も前回と同じにみえる」ということもあります。こういう場合は，病状の説明をするときに「**今回はなぜ前回と違うのか**」という部分を加えながら説明することが相手の理解を助けます。
　この作業をしようと質問するとたまに，「いいから，とにかく検査の結果

を教えてください！」と言われることがあります。この場合，もちろん最初は「まずお話しする前にそちらの理解を教えてもらえますか？」と返して，相手の理解度を測ろうとするのがいいと思います。ただ，相手が不満そうであったり，「いいからとにかく」という感じで押してくる場合は，こちらのお作法を頑なに守ろうとするのはスマートではありません。場合によっては臨機応変に，検査の結果を簡単に説明してから「予想されていたのと違いましたか？」「どのように考えていたのですか？」と質問するのもいいでしょう。

　ここでは，最も一般的な流れを説明していますが，ガチガチにこの順番どおりにやらなくてはいけないわけではありません。相手は生身の人間ですし，会話は生モノですから，その場面によって対応が変わるのは当然です。**大事なのはそれぞれの作業の意味を理解することです。**

I ACPがなぜ必要か？　ACPが必要になる場面での会話から考える

1stステージ　病状の説明

06 情報の伝達「2分ルール」

　相手の理解度，受け取り方を確認してから，医療者側から説明を始めます。この時点では相手の教育レベルと理解度を知っているわけですから，自分のなかで情報の出し方を調整して，説明を始めます。大事なことは，病状をシンプルに「2分以内で」まとめることです。よく5分，10分と長々と話す医師をみかけますが，保証してもいいです。患者側は理解していません。医師側の自己満足に終わっていることが多いです。もし長々と話しているとしたら，余計な情報が必ず入っています。例えば，車のエンジンがかからなくなって修理屋に持っていった場合，我々が知りたいのは，故障の原因は何なのか，それはどれくらい重大な問題なのか，そして修理にはどれくらい時間がかかって，費用はいくら掛かるのか，ということです。エンジンの構造や車の電気系統の細かい話を，我々が修理工と同じレベルで理解する必要はありません。聞いても理解できないし，忘れます。ここでもポイント01で強調した「事前の準備が超重要」が効いてきます。もし2分以内に病状をまとめられないとしたら，それは医師の準備不足であるといっていいでしょう。

　病棟やICUの回診，つまり医療者同士で患者について議論するときは臓器別にアプローチします（循環器は……，呼吸器は……，腎機能は……）が，これは患者や家族との面談ではあまり有用ではありません。例えば「腎機能は良くなっていますが，白血球が上がっています」と言われても，その言葉自体は正確に状況を説明しているのかもしれませんが，患者側には何を言っているのかよくわかりません。

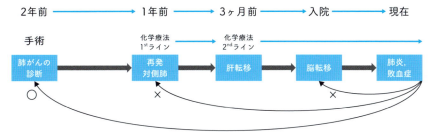

図 話の開始点は？

　さらによくあるのが，話を開始する時点を間違うケースです（図）。本症例であれば，よくあるのは一番最近に起こった出来事（敗血症とか，今回の入院とか）から話を始めるという間違いをよく目にします。例えば「○○さんは現在肺炎で具合が悪くなっています。それで人工呼吸や抗菌薬を使っています」。これはよくありません。そういう話し方をしてしまうと，「なるほど，じゃあ今回の敗血症が良くなれば，また化学療法ができるんだな」という誤った印象を相手に与えてしまうからです。

　大抵の場合，今起こっている出来事はもともとの根本にある問題が理由になっています。根本の問題は本症例では肺がんですが，心不全かもしれませんし，認知症かもしれません。この原因疾患が診断された時点（ここでは2年前）に戻って話を始めます。こういうと，そんなに遡ったら情報が多すぎてとても2分じゃまとまらないよ，と思われるかもしれません。ただ，ここで大切なのは，キーになる出来事とそれがどういう時間の経過の中で起こったか，です。例えば，この症例では，私の2分サマリーはこんな感じになります。

「○○さんは2年前に肺がんと診断されて，手術で一度はがんを取り除いたのですが，1年前に反対の肺に転移がみつかって，化学療法を開始しました。

本人もご家族も頑張って治療を続けたのですが，がんが進行して肝臓や脳へも広がってしまいました。

結果として体がだいぶ弱ってしまったせいで，今回うまく飲み込めなかった唾液や食べ物が肺のほうにいって炎症を起こし，自分で呼吸ができなくなってしまいました。現在は人工呼吸の機械が呼吸をサポートしています。

重篤な感染症も併発してしまい，血圧も自分で保てないため，強いおくすりを使ってサポートしているところです。

もともとの肺がんがすべての原因です。非常に心配な状態です」

　これ以上の細かい情報はもっていればそれに越したことはありませんし，質問されればそれに応える準備は必要です。でも，この2分サマリーのなかには入れないほうがいいことのほうが多いです。

Ｉ ACP がなぜ必要か？　ACP が必要になる場面での会話から考える

1stステージ　病状の説明

07 情報の伝達「50％ルール」

　ここでもう一つ重要なのは50％ルールです。つまり，全体の会話の時間のうち医療者側が50％以上話していたとしたら，それは話しすぎということです。**50％以上話す必要はないですし，話してはいけません。**

　正確な情報を伝えないといけないという思いから，病態生理や鑑別診断を詰め込みすぎていろいろと情報量が多くなってしまっているのをよくみかけます。これも2分ルールと一緒で**相手は理解していません**。こういう会話では，**正確であろうとすればするほど，話がわかりにくくなってしまいます。**「あんなに一生懸命，丁寧に，何回も説明したのにわかっていない。あの患者と家族は理解力が足りないな」といったコメントをする医師がいますが，私から言わせればとんでもない話です。相手の理解度に合わせて情報の量を調節し，要点を伝えるというのはスキルです。もちろんすべてのケースでそうであるとは言いませんが，大抵の場合，**相手がどれくらい状況を理解できるかというのは，医師の力量によります。**「あの患者は理解力が足りない」というコメントは「私は説明が下手です」といっているのと同じです。とにかくいかにシンプルに伝えるか，**大事なメッセージは何なのかを考えながら話をする**ことが重要です。

I ACPがなぜ必要か？　ACPが必要になる場面での会話から考える

1stステージ　病状の説明

08 予後の情報をどう伝えるか？

　1stステージの最大のポイントです。病状に関して，過去から始まって現在何が起こっているか（現在どれくらい重篤な状態か）を説明して止まっているケースを目にすることがありますが，それでは重要な情報が抜けています。未来，つまり，その結果今後どうなるのか（＝予後），に言及しなくてはいけません。予後と一口にいっても，それを時間で伝えるのか，自立度として伝えるのか，あるいは両方を組み合わせるのか，はケースバイケースです。

時間で考える場合

　時間で考える場合，「2週間」「6カ月」というような特定の数字を使うのは（ドラマや映画の影響かもしれません）よくありません。仮にそういう統計（ステージ4の肺がんの生存期間の中央値は○○カ月）があったとしても，その数字は目の前の患者には当てはまりません。医師の予後予測はあてにならないというのは，いろいろな研究で示されています[2,3]。また，特定の数字を使うと患者側も数字に気が向いてしまい，カウントダウンのように「あと○○日」と考えたり，「10日と言われたのに，まだ生きている」といった不信感を生み出す原因にもなります。予後予測には，正確であろうとすればするほど不正確になってしまうというジレンマが内包されているのです。

　ではどうするかというと，**予後を時間で考える場合はアバウトなほうが良くて**，私は時間の単位（数分〜数時間，数時間〜数日，数日〜数週間，数週間〜数カ月，数カ月〜数年，数年〜数十年）で答えるようにしています。このほうがかえって正確になるわけです。

26

ただ，それでも「この患者は数日〜数週間で亡くなるだろうか？」と考えると，YES というのはなかなか難しいです，というか，ほとんど不可能です。これは問いが間違っていて，**自問するべき質問は「この患者が数日〜数週間で亡くなったら，自分は驚くだろうか？」です**[4]。もしこれに「驚かない」のであれば，それが予後です。予後の時間を正確に言い当てることは不可能なわけですから，医療者側がみんな驚かないのであれば，それを伝える必要があります。

自立度として伝える場合

　予後情報というのは未来のことなので，時間の長さよりも自立度を使うほうがいいケースもあります。「自宅に帰って自立した生活ができる」のか「起き上がって自分で歩くことができる」のか「自分で食べることが難しくて胃ろうによる人工栄養が必要になる」のか「まともな意思疎通をすることはきわめて困難」なのか。とかく予後では時間の長さのほうが大切に思われていて，医療者側も患者側もその角度からのみ考える傾向があります。でも，それって「生きるか死ぬか」だけを考えていることになります。これは後で議論しますが，「生きるか死ぬか」と同じくらい（もしくはそれ以上に）「どうやって生きるか」が重要だと思います。そしてそれは自立度に直結します。「数週間〜数カ月」というと，その期間は今と同じくらいの自立度を保ったまま，時間がきたらある日突然パタッと最後がくるというイメージを抱きがちですが，そんなことはむしろまれです。こういった**自立度，すなわちどういった形の生活になるか，という情報が大切なことのほうが多い**くらいだということをしっかり認識する必要があります。

予後情報はタイミングによって言い方に注意する

　もう一つ気をつけなくてはいけないことは，**その情報にどれくらい確実性をもたせるか**ということです。もちろん過去〜現在のことはありのままに（だけどもシンプルに）伝えるわけですが，予後に関してはまだ不確実な要素が入ってくることに留意する必要があります。

初対面などのあまりに早い段階でネガティブなことを断定的に強く言うと，うまくいかないことがあります。予後情報を機械的に伝えるのは，たとえどんなにうまくやったとしても逆効果で，家族に心理的な傷を残すという研究もあります[5]。特に心不全などの非がん疾患で多いのですが，ICUに入室したときは本当に重篤そうで「これは助からないんじゃないか？」と思う症例でも，治療により病状がある程度回復し，ICUから一般病棟に移り，そのまま退院していくことがあります。そこまで改善しないまでも，当初思ったようにどんどん悪くなるわけでもなく，良くなったり悪くなったりを繰り返しながら病棟やICUでの滞在が数週間，数カ月になる症例もよくあります。

こういうケースでは，早い段階で「これはもう助かりません」「良くなる可能性はきわめて低い」といったネガティブなメッセージを断定的に出してしまうと，すぐにそうならない場合に患者側は「なんだ，あの先生の言ってたこと間違ってたじゃん」と感じます。あるいは状態が良くなったり悪くなったりを繰り返しながら経過が長引く場合，本当に悪くなったときにそれを伝えたとしても「前もそう言われたけど良くなった」というように信憑性がなくなる，狼少年的な効果が生まれてしまいます。

これはもちろん，「良くなる可能性はありますよ」「大丈夫ですよ」と相手を安心させるための嘘を言えということではありません。図に示したように，最初は「ものすごく状態が悪いので，今後どれくらい改善するか，今のところはなんとも言えません。非常に心配です」くらいの，嘘はついていないけども断定的でもないという，未来のことに関しては少し遊びをもたせておく言い方のほうが，そのあとにどういう状態になっても対応できます。良くなれば「非常に心配していましたが，改善してよかったです」と言えますし，長引く場合は「最初に非常に心配しているとお話ししましたが，2週間治療しても改善がみられず，さらに難しくなってきています」というように，筋が通った言い方ができます。

こういう話をすると，「ありのままを伝えないのは正直ではないのでは？」と思われるかも知れません。それはその通りで，これはあくまで患者と初対面，あるいは知ってからまだ日が浅い場合の話です。予後の情報を伝える際は「時間の経過による病状の変化」が大きなファクターになり

> 「まだなんとも言えませんが,非常に心配です」
>
> 「4週間全力で治療しましたが,改善がみられません。
> 　仮に命が助かったとしても,寝たきりで呼吸器や胃ろうに
> 　依存した形になるでしょう」
>
> 「これ以上症状が悪化した場合は,助かる可能性がきわめて低いです」
>
> 「お別れの時間が近くなってきています。ここ数日〜1,2週かもしれません」

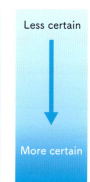

図　予後の情報にどれだけ確実性をもたせるか？

ます。

　一方で,ある程度時間が経ったうえで,患者側に伝える必要があるときは,ぼかさずにしっかりと伝える必要があります。ここでは先ほどとは逆で,ぼかしたようなはっきりしないような言い方をすると,伝えたいメッセージが伝わりません。「はっきり伝えるとショックを受けてしまうんじゃないか？」というのは誤解です。最悪の事態をオブラートに包んでぼかして伝えるのは優しさでもなんでもありません。かえって残酷です。**最悪の事態を丁寧にシンプルに(しかし思いやりをもって)伝える,というのが我々が医療のプロとしてやるべきことです。**

　先に**ポイント06**で私の2分サマリーを提示しました。一番最後の締めくくりは「非常に心配な状態です」でした。これは例えばICU入室直後〜2,3日の,初めての面談であればいいと思います。しかし,ICUに入室してから1週間以上経過して改善が全然みられず,2回目の面談をするときにはこんな感じになります。

> 「ICUに来てから1週間,できることをすべてやってきましたが,改善の兆しがありません。
> 　人工呼吸器や昇圧剤を使用して,なんとか維持できている状態です。
> 　大変申し上げにくいのですが,このまま続けても助けることはきわめて難しいと考えています」

I　ACPがなぜ必要か？　ACPが必要になる場面での会話から考える

1stステージ　病状の説明

09 予後情報を伝えたあとは感情に留意する

　予後の情報は1stステージをクリアするためだけではなく，その後の治療方針を左右する重要な情報です。必然的に患者側にとっては非常に重い情報にもなるため，相手は感情的になります。涙を流したり，怒ってこちらを非難してきたり（私は顔から30センチほどのところで怒鳴られたことがあります）。相手の感情を目の当たりにするとこちらは頭が真っ白になってしまい，どう対応していいかわからなくなります。**感情こそがコミュニケーションを難しくする最大の原因**といってもいいでしょう。

　コミュニケーションにおいては，「認知機能に基づく反応」と「感情に基づく反応」という2種類の反応があることを意識する必要があります（表1）。我々は認知機能に基づく反応への対応は得意ですが，感情に基づく反応への対応はものすごく苦手です。

表1　コミュニケーションにおける「認知機能に基づく反応」「感情に基づく反応」

認知機能に基づく反応	感情に基づく反応
思考する，判断する 言語による表現 意識的にコントロールできる	泣く，怒る，驚く，悲しむ，など 表情，姿勢，声のトーン 意識的にコントロールできない

　そもそも，どうして感情に対応する必要があるのでしょうか？　いずれにしても我々は最高の診断を下し，最高の治療を提供するのです。相手がどういった感情であろうが，粛々と認知の説明をしておきさえすればいいとは思いませんか？

　残念ながらそうではなく，感情には対応しなければいけません。ではどうしてでしょうか？　理由は2つあります。

　世の中には何事にも本音と建前があると思います。建前としての理由

30

は，「患者に寄り添うため」です。相手は非常に悪い状況にいるわけですから，その相手に寄り添うことは，医療者である前に人として大切なことでしょう。ただ，これは私にとっては建前であって，本音ではありません。

本音は「感情的になっている間は認知機能が働かず，話が前に進まないから」です。人間の脳というのは，感情的になっている間は認知データを処理する能力が落ちてしまうのです。いわゆる「頭が真っ白になる」というやつです。その結果，話が進まなくなるのです。我々は医療のプロですから，結局のところ，一番の使命はその患者にとって最善の治療方針を決めることである，と私は考えています。**感情に対応できず，話が前に進まなければ，それができません。**結局，患者のためにならないのです。だから，感情に対応する必要があるのです。

「感情に寄り添う」のが建前だなんて，なんてひどい医者なんだ！　という声が聞こえてきそうです（自分でもそう思います）が，患者側にとっても最適な治療をみつけてもらえるほうが助かるのではないか，と考えています。

では，どうやって感情に対応するか，ですが，共感の気持ちを示す言葉がけを使う必要があります。いろいろなところで紹介されていますがNURSE というスキルです（表2）[6]。こういう言葉がけを使って感情に対応すると，相手の感情が落ち着いて話が前に進むことが多いです。

表2 NURSE（文献 6：Vital Talk Materials. https://www.vitaltalk.org/resources/quick-guides/を参考に作成）

Name	「驚かれましたか？」 「こんなことをいきなり言われて，ショックですよね……」
Understand	「そのように混乱されるのは当然だと思います……」 「〇〇さんの気持ちを考えると，なんと申し上げていいか言葉がみつかりません」
Respect	「本当に頑張って治療を続けてこられましたよね……」 「娘さんが本当に一生懸命お母様のお世話をされてきたのが，伝わってきます」
Support	「どのような状況になっても，最善の治療が受けられるようにお手伝いします」
Explore	「一番気がかりなことは何ですか？」 「今，どんなことを考えていますか？」

Ⅰ ACP がなぜ必要か？　ACP が必要になる場面での会話から考える

1stステージ　病状の説明

10 質問にはシンプルに答える

　2分ルールの話をしましたので，「それでは病状説明はみんな5分以内に終わるのか」といえば，当然そんなことはありません。それは患者側がいろいろと質問してくるからです。この質問への答え方にもコツがあります。それは**質問にはワンワードまたはワンセンテンスで答える**ということです。

> 家族「先生，それで主人は良くなるんですか？」
> 医師「そうですね……。先ほどもお話ししたように，ハイフローの酸素の量が増えてきていますし，胸部レントゲンでも陰影が悪くなっています。尿量も落ちてきて腎機能が低下していることも心配です。今日のクレアチニンは2.5でした。昨日は2.0だったんですけど……」

　これは非常によく見る間違いのパターンです。医師はできるだけ正確な情報を伝えなければいけないと考えて，よりたくさんの情報を伝えるのがいいと考えがちですが，このような返事はあまりイケていません。なぜかわかりますか？　**これはもともとの質問「良くなるんですか？」にまだ答えていないからです。**「A，B，C，という理由で，D（結論）なんです」では相手はD（結論）を尋ねているのに，A，B，Cの説明の間はずっとDを待っていなくてはなりません。その間にA，B，Cの情報量が多すぎてDは言われないままで終わる（上記の例）か，言われたとしてもすでにA，B，Cの情報量が多すぎて消化不良になり，Dの相手が一番知りたいメッセージが結局相手に伝わらないままで終わってしまいます。

32

> 家族「先生，それで主人は良くなるんですか？」
> 医師「そうですね……。難しいと思います……」

　こちらのほうが良いです。こういう話し合いのときは**相手は少なからず感情的になっています。つまり脳の処理能力は落ちているわけです。**そのような状態で，こちらはよかれと思って，親切のつもりで懇切丁寧にA，B，Cの理由をくどくどと並べても，相手はその情報を処理できず逆効果になります。その結果，どんどん混乱が進み，「結局よくわからなかった」ということになりがちです。**とにかく，先にD（結論）を答えてしまうのです**。それだけで話が進む場合もよくあります。

　これに対して「どうして？」とか「どういうこと？」という質問がきたときも同じです。

> 家族「先生，それで主人は良くなるんですか？」
> 医師「そうですね……。難しいと思います……」
> 家族「どうしてですか？」
> 医師「先ほどもお話ししたように，ハイフローの酸素の量が増えてきてますし，胸部レントゲンでも陰影が悪くなっています。尿量も落ちてきて腎機能が低下していることも心配です。今日のクレアチニンは2.5でした。昨日は2.0だったんですけど……」

　これではダメで，

> 家族「先生，それで主人は良くなるんですか？」
> 医師「そうですね……。難しいと思います……」
> 家族「どうしてですか？」
> 医師「肺の機能も腎機能も悪くなっていて，よくなる兆しがみえないからです」

　これに対して「肺機能が悪くなってる？」とか「腎機能が悪くって？」という質問がきたら（それはすなわちそういう情報を吸収できるだけの脳

のキャパシティがあるということです），最初のようなデータを出すようにします。

あるいはこんな感じでもいいと思います。

家族「先生，それで主人は良くなるんですか？」
医師「そうですね……。難しいと思います……。というのは，肺機能も腎
　　機能も悪くなっていて，よくなる兆しがみえないんです……」

これは「D（結論）です，なぜなら A，B，C だからです」，こちらのほうが頭にすっと入ってきます。

「D（結論）です」のあとに，そのまま止めるのか，「なぜなら A，B，C だからです」を続けるのかはケースバイケースです。D が重い情報であればあるほど，いったん止まったほうがいいと思います。ただ相手も D はある程度予想していて，その背景にある理由を知りたそうにしているときは，その情報をもったいぶることで相手がイライラしてしまいます。相手の反応をみながら臨機応変に対応する必要があるでしょう。

ただ，いずれにしても原則は変わりません。繰り返しますが，こういう会話では，質問にはワンワード，またはワンセンテンスで答えるのが基本です。

Ⅰ ACP がなぜ必要か？　ACP が必要になる場面での会話から考える

1stステージ　病状の説明

11 会話に出席している すべての人に注意を払う

　大事な話をしているときに相手の目を見る，というのは当たり前のことです。この本を読んでいるみなさんはきっとできていると思います。患者と一対一で話しているときはあまり問題にならないでしょう。ただ，よく研修医にありがちなのは，患者側が複数名いるときに，特定の一人にだけ向かって話してしまうことです。それではだめで，**できるだけまんべんなく，患者側全員とアイコンタクトを保つ必要があります**。これは相手の理解度を測るうえでも重要です。患者側の複数名のなかで，理解度に差がある場合（あるいは感情によって理解度が下がってしまっている場合），その一番低い人がわかるように話をしなくてはいけません。患者側がこちらの話を理解しているかどうか，感情的になっているかどうかは相手の表情を見ながら判断します。こちらの話に合わせて頷いていれば，きっと理解しているでしょう。しかし，キョトンとした感じであれば「たくさんのことを一辺にお話ししてしまいましたが，私の説明がわかりづらかったでしょうか？」といってみたり，相手が不満げな様子であれば「納得されていないようにみえますが，なにか質問がありますか？」と聞いてみたりします。

　これは医療者側にも当てはまります。日本ではあまりないかもしれませんが，米国のこういう会話で複数の科のコンサルタントの医師が出席している場合，彼らがどういう表情をしているのかにも，私は気を使っています。例えば，会話を主導するのが私のほうがいい場合もあれば，ICU の医師や腫瘍内科医のほうがいい場合もあります。自分で話したがる医師も結構いますし，状況的に患者側と関係がより深い医師が話したほうがいい場合もあるので，そういう場合は彼らがメインになって会話を進めます。この場合，同席している研修医や学生は，話をしている医師のほうを見てい

35

ることが多いですが，私はむしろ患者側の参加者の表情に気を配っています。大抵情報が多すぎる医師が多いので，適当なところで自然に割り込んで「○○先生，つまりこういうことですね？」といった具合に簡単に要約して，患者側に話が伝わるようにします。あるいは会話が長引いて，他科の医師がソワソワしているときは，それ自体が会話全体にいい影響を及ぼさないので，その科の医師が関係する話題を終えたうえで「○○先生は次の予定があるので，退出してもらおうと思いますが，何か○○先生に質問ありますか？　……ないようですね。○○先生，ありがとうございました」といった感じで解放してあげることで，お互いに時間を有効に使うことができます。

　私は外科医のときに，私の尊敬する教授に「外科医は手術室ではオーケストラの指揮者と一緒だ。手術中の患者だけではなく，助手，器械出しの看護師，麻酔科の医師などに気を配って彼らをコントロールし，チームとして最高のパフォーマンスが提供できるようにしなくてはいけない」と教えられました。こういったGOCの会話では，誰が会話を主導するのか，というのはそんなに重要ではありません。結果として患者側に話が伝わることが大切なので，それを達成するには自分はどういう役割を担うのが一番いいのか，ということに指揮者として医療者は注意を払わなくてはいけません。

I ACP がなぜ必要か？　ACP が必要になる場面での会話から考える

2ndステージ　治療ゴールの設定

01 | 2nd ステージを抜かす失敗が一番多い

ここまで，1st ステージのポイントをいろいろと述べてきました。実は多少の巧拙はあれど，大抵の医療者は 1st ステージはクリアできます。そこはそれほど問題ではありません。問題はその次，2nd ステージです。

> 医師「今後心臓が止まったときに，心臓マッサージを希望されますか？」
> 「腎臓の機能が悪くなってきていますが，透析を開始するかどうか，ご家族で話し合ってください」

強調してもしすぎることはないほど，こういう質問をしてしまうケースが非常に多いです。自分自身，気をつけていないとこのトラップにハマってしまうことがよくあります。

これは治療の議論に直接入ってしまっている，という点が問題です。「病状の話をしたあとに治療のことを話して何がいけないのか？」という質問が聞こえてきそうですが，それではだめなのです。

医療における治療の目標は従来，何が何でも救命することであり，1 日でも生存期間を延ばすことが私たちの使命でした。実際，医療の進歩により，これまで救命できなかった症例が救命できるようになりました。ICU で 1，2 カ月生死の淵をさまよった症例が退院になんとかこぎつけると，「命を救うことができた，良かった良かった」とハッピーエンディングにすることが多かったと思います。

しかし，そういう症例をさらに追跡してみると，その後の経過はどうもそれほどハッピーではないことがわかってきました。例えば，人工呼吸や人工栄養から離脱できない，認知機能が戻らずに満足なコミュニケーショ

37

ンができないといった状態で回復が頭打ちになり，自宅に戻って1年後に
自立した生活が送れるのは12％に満たない，というデータもあります[7]。

　さらに患者に尋ねると，自分の元通りの身体機能，認知機能に戻れない
のであれば治療は受けたくない，治療を受けたいと思うかわからないとい
う返答が大多数だった，というデータもあります[8]。つまり，「生きるか死
ぬか」だけに注目し，何が何でも救命，というアプローチでは不十分であ
り，「どう生きるか」という人生観，価値観を常に念頭に置くことが大切な
わけです。

　本症例のように，末期がんでこれ以上がんに対する治療ができないので
あれば，普通は，心臓が止まったときに心肺蘇生なんてしないほうがいい
に決まっています。しかし，こういうyes/noを尋ねるような質問をする
と，noを選ぶのは非常に難しいです。仮に，noを選んで心臓マッサージ
をしなくて良くなったとします。ただ，それでも確実にハマります。なぜ
なら，残された時間がどんなに短かったとしても，まだやること，考える
ことはたくさんあるからです。この症例では，抗菌薬は？　昇圧剤は？
人工栄養は？　透析は？　補液は？　腹水がありそうだけど腹水穿刺は？
もっというと，日々の採血は？　レントゲンは？　血糖チェックは？　と
数え上げるときりがありません。最初に心肺蘇生に関してyes/noの質問
をしてしまうと，こういった一つ一つの医療行為についても「どうします
か？」「しますか？　しませんか？」というyes/noの質問をし続けなくて
はならなくなります。これには患者側は答えられません。だからハマるの
です。

Ⅰ ACPがなぜ必要か？ ACPが必要になる場面での会話から考える

2ndステージ 治療ゴールの設定

02 Shared decision making とは？

　最近こういった治療方針のための意思決定支援において shared decision making という言葉をよくみかけます。日本語では「共同意思決定」とか「共有意思決定支援」と訳されています。これってどういうことでしょうか？

　論文をみると「臨床医と患者が意思決定に直面した際に，入手可能な最善のエビデンスを共有し，十分な情報に基づいた選択を実現できるようサポートするアプローチ」と定義されています[9]。

　昔々は図の左側のように paternalism（父権主義）といって，医師が「自分が最善の方法を知っているので，あなたは黙って私の言うことを聞いていれば良い」という感じで治療方針を決めていました。ところがもっと最近になると，患者の自己決定権（autonomy）をより尊重するようになり，なんでもかんでも患者側に決めさせるようになりました。現在に至るまでこれは続いているようにみえます（そしてしばしば too much です）。どこかでこのバランスをとって，医療者側，患者側の双方が治療方針決定にかかわろうとするのが shared decision making です。これ，非常に聞こえは良いです。でも双方が治療方針決定にかかわるといっても，実際にはどうしたら良いのでしょうか？　膨大な量の医学的な情報を患者側にできるだけ細かく説明すれば良いのでしょうか？　患者がAかBかで迷っているときに，医療者も一緒に「うーん」と唸りながら悩めば良いのでしょうか？

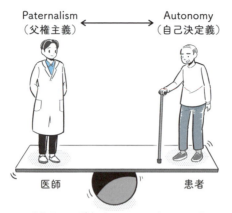

図 shared decision making とは？

Ⅰ ACP がなぜ必要か？　ACP が必要になる場面での会話から考える

2ndステージ　治療ゴールの設定

03 新しいコンピューターを買うときの，店員さんの説明から考えてみる

　ここでちょっと場面を変えて，5 年前に買ったコンピューターが壊れたので新しいものを買いにパソコンショップに来たという場面を想像してみます。5 年も経つと，いろいろなものが新しくなっていて，どれを買ったら良いのかよくわかりません。とにかく一番新しいものを買えば良いのでしょうか？　でも結構いい値段がするし……。必要以上のスペックのモデルを買って無駄にお金を使うくらいだったら，そのぶんで良さげな温泉宿に行って，美味しいものを食べたかったりもしますよね？　そのあたりのバランスを取って，ちょうどいいのが欲しいのですが。

　店員さんに聞いてみましょう。

1 人目の店員

　1 人目の店員さんは何だか自信満々です。彼に新しいコンピューターを買おうと思っているという旨を伝えると，間髪入れず「それならこのモデル B が良いですよ。間違いありません」と勧めてきます。こちらの意見はお構いなしです。これは非常に paternalistic です。自分の売上が大事で一番高いモデルを勧めてきているのかもしれませんし，あまり信用できませんね。

2 人目の店員

　2 人目の店員さんは接客態度は先ほどよりは良くて，期待がもてます。「モデル A とモデル B があります。モデル A は CPU が 8 コア，メモリが8 GB，ストレージが 256 GB，プロセッサは……（延々と続きます）……。

価格は 15 万円。モデル B は CPU が 10 コア，メモリが 16GB，ストレージが最大 512 GB……（また延々と……），価格は 20 万です。どちらにしましょうか？」

　いろいろなことを詳しく教えてくれて，こちらの autonomy をものすごく尊重してくれています。一生懸命な気持ちはすごく伝わってくるのですが，残念ながらこの店員も実はあまり役には立ちません。なぜかというと，私はコンピューターのことに詳しくないので，「CPU が○コア」とか「メモリが○○ GB」とかいう情報が，実際に何を意味するかがわからないからです。なので，どんなに詳しくそれを教えてもらっても，「モデル A とモデル B のどちらにしますか？」という質問に答えることはできないのです。

　これって先ほどの ER や ICU で行われているこの質問に，非常に似ていると思いませんか？

> 医師　「今後心臓が止まったときに，心臓マッサージを希望されますか？」
> 　　　「腎臓の機能が悪くなってきていますが，透析を開始するかどうか，
> 　　　　ご家族で話し合ってください」

3 人目の店員

　うーんと唸っていると，その人の上司らしい 3 人目の店員さんが出てきて，こんな質問をしてきました。

> 店員　「お客様はどんな用途にコンピューターを使いますか？」
> 　　　「予算はいくらですか？」

　なるほど，この質問には答えられます。「そうですね……。学会の発表でパワーポイントを使ったり，データ管理にエクセルを使ったりします。あとは普通にインターネットでメールとか。動画や音楽を編集したりということはしませんね。予算はそうですね，16 万円くらいで収まったら嬉しい

ですね」

　それをじっくり聞いていた店員さんは,「なるほど,よくわかりました。それではモデルBまでは必要じゃないと思います。モデルAで十分だと思いますよ。モデルAをおすすめしますね」

　どうですか？　この3人目の店員さんは非常にわかりやすいですよね？（図）

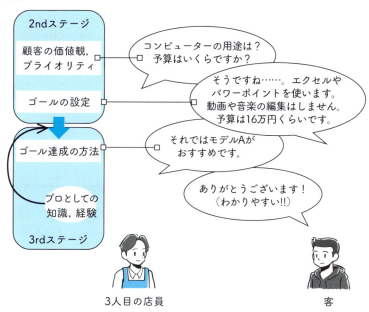

図　非常にわかりやすい shared decision making のイメージ

ここで何が起きているのかというと，まずゴール（ここではコンピューターを何に使うか，ということ）を設定しているわけです。ゴールを設定するためにはじっくりと相手の言うことを聞かなくてはいけません。コンピューターを何に使おうとその人の自由です。上の会話はわざと簡略化しましたが，動画の編集は本当にしないのか，たまにはするのか，もしかしたら今後するかもしれないのか，写真のファイルはないのか，また予算は16万円だけど，それは絶対に譲れないのか，本当は20万円までなら出せるのか。コンピューターのデザインや色は何でもいいのか，良くないのか，といったことを事細かく聞かなくてはいけません。そういう情報をもとにまずはゴールを設定して，そのあとに，じゃあ実際にどうやってそれを達成するのか（モデルBまでは必要なくて，モデルAで十分であること）というところにプロとしての知識，経験が必要なわけです。このゴールを設定する過程が2ndステージ，設定したゴールをどうやって達成するかを考える過程が3rdステージです。

　つまりshared decision makingでは，患者と医療者双方が同じ情報に同じようにアプローチするのではなくて，そのステージによってアプローチの仕方が変わるわけです。当然ながら2ndステージでは患者側が主，医療者側が従の立場になり，逆に3rdステージでは医療者側が主，患者サイドが従にならなくてはいけません。

Ⅰ ACP がなぜ必要か？　ACP が必要になる場面での会話から考える

2ndステージ　治療ゴールの設定

04 | 人生観，価値観を探るために どんな質問を投げかけるか

　それではパソコンショップにおける「コンピューターを何に使う？」とか「予算はいくらですか？」に該当する，2nd ステージの質問というのはどんなものでしょうか？　いくつか挙げてみます。

> 「今○○というお話をしましたが，それを聞いて今一番気がかりなことはなんですか？」

　○○に入るのは，大抵良くない情報です。「これ以上どんなに頑張っても助からない」とか「もう自宅には戻れない」とか。1st ステージでこういった悪いニュースを伝えたあとでは，個人的にはこの質問が一番聞きやすいです。話の流れとして自然だと思います。

> 「本人はどんなことを大切にする人ですか？」
> 「本人にとって一番大事なものって何かありますか？」
> 「本人の生きがいって何ですか？」

　これらも良い質問ではある一方，ちょっと漠然としていてわかりづらいということを認識しておく必要があります。皆さんもいきなり「あなたの大切なものは？」と尋ねられたら答えがすっとは出てこないと思います。しかし，これにきちんと答えられることができる患者，家族にとっては，その後の治療方針の決定に役立つので重要な質問ではあります。

> 「○○さんはどういう性格の方ですか？」
> 「○○さんは元気だったときは，どういうことを楽しみにしていましたか？」

45

1st ステージで重いニュースを伝えたあとには，相手も感情的になっていて脳のキャパシティが落ちているせいで，漠然とした質問にはうまく答えられないことがよくあります。そういうときはこのように具体的な質問，あるいはポジティブなことを尋ねる質問をすることで，本人の人となりを引き出すことができます。

「今までこのように病状が悪くなったときのことを話したことはありましたか？　そのとき本人はなんと言っていましたか？」
「本人が今の状況を理解したら，なんて言うと思いますか？」

本人が意思表示できず，家族と話すときに重要になる質問です。ただ同時に，これは非常に限定された状況(ICU で挿管されて，残された時間が数日〜数週という状況)での価値観を尋ねる，すごくディープな質問です。なので，この質問は相手のことをより深く知ってから尋ねるほうが有効です。

こういった質問を投げかけて相手の話をじっくりと聞きます。じっくりと聞く，ということが重要です。2nd ステージは患者側が主です。実はここでの質問の尋ね方にはコツがあって，それが肝なのですが，ここでは 3ステージの流れを理解してほしいので，あえて詳しく説明していません。あとの章の ACP の説明のところで濃厚に説明します。

じっくり話を聞いた結果，家族からは以下のような情報を得ました。

・本人は非常に活動的で，ゴルフを楽しんでいた。
・毎年の正月に長男と長女がそれぞれ孫を連れて家族で集まることを何よりも楽しみにしていた。
・喉にチューブが入っていて苦しそう。身動きもできず，会話もできないこんな状態は本人は望んでいないと思う。
・ただ，家族としては，本人に頑張って良くなってほしい。

それではこれをもとにどのように治療方針を決めたらいいでしょうか？

I ACP がなぜ必要か？　ACP が必要になる場面での会話から考える

2ndステージ 治療ゴールの設定

05 治療のゴールを大まかに3つの方向に分ける

　ポイント 04 で本人の人生観，価値観を探ることができれば，それをもとにどういった治療のゴールが適切なのか，ということを医療者側が考える必要があります。この際に大切なのは，いわゆる survival と comfort のバランスです。Survival は quantity of life（つまり余命の長さ）と言い換えることができます。一方，comfort は直接の和訳は快適さとか心地よさですが，意訳すると苦しみの少なさ，先ほどの quantity に対比させると quality of life（余命の質）ということになろうかと思います。もちろんこの survival と comfort を両方最高のものに保てればいいのはいうまでもありません。しかし，病状のせいでそれが叶わなくなってきているのです（この症例では 1st ステージで余命は「助けることはきわめて難しい」と言いました）。この文脈で survival と comfort のどちらをどれだけ優先するか，を考えなくてはいけません。非常に大雑把に言うと，治療のゴールは方向性として3つに分けることができます。

①救命に全力を尽くす，生存期間を少しでも延ばす（フルコース）

　これは場合によっては comfort を犠牲にしてでも，とにかく survival を最大化する，というアプローチです。1st ステージでの予後の情報があまり明らかではない，つまり情報が少なくて今後どうなるかわからない場合は，必然的にできることをすべてやってどうなるか様子をみる，ということになるでしょう。今まで普通にしていたのに急に具合が悪くなったとき，まだ病院に来てから（あるいは ICU に入室してから）まだ時間が経ってないときなど，通常はこのアプローチであることは異論がないと思います。

47

あるいは本症例のように，どんなに頑張っても救命できそうにない，余命が○○くらい，というようにある程度わかってきているとしても，

- とにかく1%でも奇跡を信じる
- 本人は絶対に諦めたくない
- とにかく心臓が動いてさえいれば意味がある

という価値観の場合は，やはりsurvivalの最大化を目指して，できることを可能な限り続けるということになります。その場合はこのように言います。

「わかりました。それではとにかく今できることをすべて続けましょう。いかがですか？」

②あらゆる苦痛を取り除く（完全緩和，withdraw）

病状が悪くてどうやっても救命できなさそうな場合，あるいは救命できてもその後のQOLを本人が許容できないということが明確になった場合，今までやってきたあらゆる治療，特にICUでの集中治療（人工呼吸，透析，昇圧剤など）は，見方を変えるとすべて「救命のための治療」から「本人の苦しみを引き延ばすだけの治療」に切り替わってしまいます。

- 話もできないで，チューブだらけになって，こんな姿は見ているのもつらい。
- どうせ助からないのであれば，苦しいのは一刻も早くやめてほしい。

あるいは（なんとか退院までは行けそうだけど，自宅での生活は無理という状況で）

- 本人は自宅で自立して生活できないと生きている意味がないと言っていた。

48

というような価値観を伝えられた場合，「これ以上苦しみを引き延ばすの
はやめましょう」という方針が最も適当になると思います。これは①とは
逆に，**survivalを犠牲にしてでもcomfortを最大化させる**，ということを
意味します。Comfortを最大化させるためには，今行っているsurvivalを
延ばすための治療（ここでは人工呼吸や昇圧剤など）を中止する（with-
draw）ということも含まれます。これは日本ではまだ一般的ではないかも
しれませんが，それでも取り組んでいる施設はいくつかあります。With-
drawの是非を論じるのはこの本の範疇ではありませんので触れませんが，
治療のゴールとしてこの方向があることは，医療者として頭に入れておく
必要はあるでしょう。その場合はこのように言います。

> 「わかりました。それではこれ以上ご本人が苦しまないように，痛みや息
> 苦しさなどの症状を取ることを最大のゴールとして治療していきましょ
> う。いかがですか？」

③救命のための努力は続けたいが，同時に助からないのであれば 苦しみを引き延ばしたくもない（withhold，no escalation）

①と②はそれぞれsurvivalとcomfortを最大化にする方向で両極端でし
たが，③はその中間です。

> ・治療が奏効する可能性があるのであれば続けたい，でもその可能性
> がなくなるような事態になるのであれば……。

これは非常によくありますね。とくに②の完全緩和は，1stステージに
おける予後情報がはっきりと「もう何をやってもおそらく助からないだろ
う」であったり，本人の人生観や価値観がはっきりと「会話もできない状
況で生かされるなんて絶対に嫌だ」であったりする必要（あるいはそれに非
常に近い状況である必要）があります。実際はそのように白黒がはっきり
している状況のほうが珍しいのは異論のないところだと思います。なの

で，このように感じる患者や家族は多いでしょう。

あるいは逆に

・苦しそうで見ていられない。これ以上苦しませたくない。でも，今やっている治療を止める，なんていうのはちょっと……。

というように withdraw に躊躇するケースもあるでしょう。この「今やっている治療を止めるのはちょっと……」と躊躇するのは患者側であることが多いですが，ときには患者側がやめたいと思っているのに医療者側が躊躇する，ということも少なからずあります（210 ページ）。

いずれにしても，この場合はこのように言います。

「わかりました。それではとにかく現在の治療はこのまま全力で続けましょう。ただ，今後さらに状態が悪くなった場合は，いたずらに本人の苦しみを引き延ばさないようにするのがいいと思います。いかがですか？」

ここでは「とにかく現在の治療を全力で続けましょう」と，**やることをはっきりと述べることが重要です**（あとの 3rd ステージでも解説します）。医療者側としては後半の「今後さらに悪くなった場合には……」という部分に注意が向きがちですが，患者側からすると「とにかく現在の治療を全力で続けましょう」というくだりがないと，聞こえが非常に悪くなるので注意が必要です。

この①〜③のうちのどれかを言うことができて，患者側がそれに同意すれば，2nd ステージクリアです。

この症例では家族から得られた情報はこうでした。

- 本人は非常に活動的で，ゴルフを楽しんでいた。
- 毎年の正月に長男と長女がそれぞれ孫を連れて家族で集まることを何よりも楽しみにしていた。
- 喉にチューブが入っていて苦しそう。身動きもできず，会話もできないこんな状態は本人は望んでいないと思う。
- 家族としては，本人に頑張って良くなってほしい。

　この情報を得るまでは患者側からのインプットがメインですが，1st ステージの情報と合わせて達成可能なゴールはどれかを定めるには，医療者側のアシストが必要です。どのように考えればいいでしょうか？

　1st ステージの情報で，臨床的にはこの患者はこれ以上がんの治療はできないし，今回の敗血症性ショックからの回復も非常に厳しい状況です。本人が楽しみにしていた活動的であること，ゴルフを楽しむことはもう明らかに不可能です。自宅に帰って家族との時間を楽しむこともおそらく無理。もっといえば，今後コミュニケーションを取れるようになるかもわかりません（おそらく無理でしょうが）。家族は本人が苦しそう，本人も望んでいないだろう，ということを意思表出しています。しかし，一方でまだ家族は「本人に頑張って良くなってほしい」という思いもありますし，実際問題，人工呼吸や昇圧剤の中止，というのは自分自身ちょっと経験がないなあ……という医療者側の不安もあるかもしれません。

　もちろん状況にもよりますが，こういったことを考えると「②の完全緩和，withdraw よりは③の withhold，no escalation でいくのが無難じゃなかろうか」という判断は非常に妥当です（もちろん②の完全緩和，withdraw するべきだ，という読者の方がいれば，それは間違いではないと思います。ただ，ここではより一般的だと思われる withhold にする，ということにします）。そういうわけで，以下のようにお伝えしました。

「わかりました。それではとにかく現在の治療はこのまま全力で続けましょう。ただ，今後さらに状態が悪くなった場合は，いたずらに本人の苦しみを引き延ばさないようにするのがいいと思います。いかがですか？」

家族も同意しています。これで 2nd ステージクリアです。

2nd ステージが難しいのは，このように 3 つの方向性のどれが一番いいだろうか？　ということを「会話をしながら」考える必要があるからです。「会話をしながら」というのは，人生観を探る質問にどういう答えを返してくるか，答えの内容はもちろんのこと，相手の話し方や表情にも注意を払う必要があります。例えば，1st ステージの情報（「助けることがきわめて難しい」）を伝えたときの相手の反応がそれをまったく信じていないような感じのときは，②の完全緩和や③の withhold の話しをすると「この医者は治療をやめると言っているのか？」というネガティブ感情を惹起することがあります。一方で，患者側が「もう辛そうだからこれ以上苦しめたくない」と強く考えていそうであれば，少なくとも③，可能であれば②をゴールにするのが適当です。この辺のさじ加減はこういった会話の醍醐味でもあります。

従来，「○○しますか？　しませんか？」と尋ねるよう教育されてきた日本の医療者にとっては，もしかしたらこの治療方針を 3 つの方向性で考える（そしてそのうえで，次の 3rd ステージで治療法を提案する）という過程が一番抵抗があるかもしれません。しかし，ACP を活かすためには医療者側がこの作業をすることが絶対に必要です。この作業ができなければ，患者側がどんなに完璧な ACP をやってきても無意味になります。

もう一つ強調したいのはこの時点では，人工呼吸は？　胃ろうは？　昇圧剤は？　抗菌薬は？　という治療に関することは話し合ったり，決断したりしていない，ということです。ここではとにかく「どんなコンピューターがいいのか？　コンピューターを何に使うのか？」ということに集中しなくてはいけません。

52

I ACPがなぜ必要か？ ACPが必要になる場面での会話から考える

3rdステージ 治療オプションの相談

01 3rdステージは医療者側がリードする

　2ndステージで治療のゴールを設定できれば，どうやってそれを達成するかを具体的に考えるのが3rdステージです。図の「それではモデルAがオススメです」の部分です。2ndステージでは患者側からの情報がメインでなければならないのですが，**この3rdステージでは医療者側からの情報がメインとなり**，会話をリードしていく必要があります。よくある「人工呼吸はどうしますか？　ご家族でよく相談なさってください」という語り口は「モデルAとBのどちらにしますか？　よく考えてください」と言っているのと一緒です。決断を素人に丸投げしてしまっていて，プロの態度とはいえません。

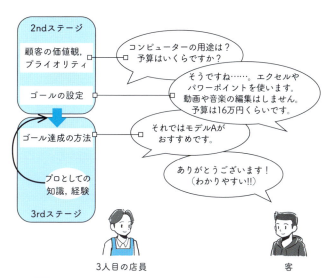

図　非常にわかりやすいshared decision makingのイメージ（再掲）

Ⅰ ACP がなぜ必要か？　ACP が必要になる場面での会話から考える

3rdステージ　治療オプションの相談

02 一つ一つの医療行為の benefit と burden を考える

　病院ではいろいろな医療行為が行われます。採血，CT や MRI などの画像検査，抗菌薬の投与，酸素の投与，手術，化学療法，放射線療法。病状が悪くなって ICU に行けば，心電図モニター，人工呼吸，持続透析，昇圧剤，ECMO などさまざまですが，それぞれの医療行為のそもそもの目的は何だと思いますか？

　大雑把に言ってしまうと，それは「病気（問題）を治して survival を延ばすこと」です。

　あまりに当たり前なので，私たちは通常そのことを考えませんし，口に出すこともないと思います。なぜかというと，考える必要がないからです。患者が具合が悪くなって病院に来るのは，ほとんどがこの目的だからです。だから，私たちは何も考えずにどういった医療行為をどういう順序でやるのかに集中しています。通常はそれでいいんです。しかし，1st ステージで何をどうやっても survival が延ばせないとき，そのうえで 2nd ステージで治療のゴールが，（withhold とか完全緩和のように）survival 至上からズレてきたときには，

一つ一つの医療行為の
・benefit（それは何を達成するのか？）
・burden（それを行うことによってどんな負担がかかるのか？）
を注意深く考える必要があります（図）。

　よく benefit と対比させられるのは risk ですが，こういった状況では risk

54

でななくて，burdenを考えるほうがよりしっくりきます。いくつかの医療行為を考えてみましょう。

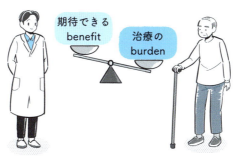

医師としてのexpertise（経験，知識）
＝患者側は判断できない

図　医療行為のbenefitとburdenを考える

人工呼吸の例

期待できるbenefit	医療行為のburden
・呼吸をサポートしてsurvivalを延ばすこと	・喉に管が入っていて会話できない ・身動きが取れない ・普通に食事ができない ・ICUでの管理が必要

　例えば，45歳男性の既往歴のない重症コロナ肺炎の場合を考えてみましょう。1stステージとしては十分に回復が見込めますし，2ndステージでは本人は絶対に死にたくない，とにかく助かりたいと言っています。治療のゴールとしてはフルコースです。この場合，医療行為のburdenを考慮しても，benefitが上回ることは明らかです。

　転移性肺がん患者が肺炎になったものの，自立度はしっかりしている場合はどうでしょう？　1stステージとしては抗がん剤を始めたばかりです。一時的に人工呼吸を使ってもうまく行けば抜管できて，抗がん剤治療

を続けられる可能性はまだあります。2ndステージの本人の価値観も「自宅で生活すること」なので，それもまだ達成できそうです。治療のゴールとしてはこれもフルコースです。先ほどのコロナ肺炎の例ほど明らかではないにせよ，まだギリギリ人工呼吸はbenefitが上回りそうですよね。

　しかし，同じ転移性肺がんであっても，本症例のようにがんの進行による食欲低下や体重減少がすでに出てきていて，誤嚥性肺炎で呼吸不全になっている場合はどうでしょう？　1stステージとしては「人工呼吸をしても抜管は無理そう。予後的には数日～数週になってきている」，そのうえで2ndステージの情報として「話をするのが大事。自宅での自立した生活が何より大切」。さらにこの場合はburdenのほうに，「たくさんのチューブや機械が繋がった状態で，ICUで最期の瞬間を迎える」という項目が加わります。治療ゴールは完全緩和（withdraw）か，少なくともwithholdにはなるでしょう。この場合は，ほぼほぼburdenが上回ると考えていいんじゃないでしょうか？

抗菌薬の例

期待できるbenefit	医療行為のburden
・感染をコントロールしてsurvivalを延ばす ・感染をコントロールして，痛みなどの苦痛も減らす ・何かを治療している，という安心感	・投与経路の確保 ・サードスペースによる苦しい症状（浮腫，胸腹水，気道分泌物増加）

　抗菌薬なんて投与するときに痛くもないし，いいことしかないんじゃない？　って思いますよね。たしかに通常であればそれはほぼ正しいでしょう。ただ，臨床状況が本症例のようになってくると，いろいろ考えなくてはいけません。まず，重篤な状態では，経口の抗菌薬の胃腸からの吸収は通常より悪くなり，抗菌薬の効果そのものが目減りします。また，仮に感染をコントロールしたところで，がんの進行を止めることはできず，どれ

だけ survival を延ばすことに寄与するのかわかりません。また「感染をコントロールして，苦痛を減らす」というのはもっともらしく聞こえますが，実はそれを裏付けるエビデンスはありません。唯一，尿路感染症の場合は症状を軽減することはわかっていますが，それ以外でははっきりしません[10]。肺炎に至っては，かえって苦痛を引き延ばすことになるかもという論文もあるくらいです[11]。つまり，期待できる benefit は目減りします。

　一方で burden を考えると，抗菌薬を投与するためには投与経路を確保しなければいけません。経口であれば嚥下できるのか，できなければ胃管を使うでしょう。静注であれば点滴のルートをとる血管が細くて何回も穿刺したり，中心静脈ラインを入れなくてはいけなかったり，という問題が出てきます。また，ある抗菌薬ではきちんと効果的に使うために，採血をして血中濃度を測るのかという問題もあります。さらにいうと，腎機能が保たれ尿量が確保できていればいいですが，状態が悪くて血管透過性が亢進し，サードスペースが起きやすい状況で尿量が落ちてきている場合，1回100〜200 cc の点滴であっても，1日複数回することで全身の浮腫が悪くなります。体内でも，腹水，胸水，気道分泌物の増加が現れます。

　したがって，大抵の場合は抗菌薬を投与したほうがいいのでしょうが，終末期になって治療のゴールが「とにかく苦痛を取り除く」になってくると，抗菌薬がそのゴール達成に寄与しそうにない場面が出てきます。

　ただ，抗菌薬があまりに当たり前な医療行為になっているので，それをやめると言うと，患者側から「抗菌薬もしてくれないんですか？」と不安の声が聞かれることはよくあります。これは理屈ではなくて，感情です。この場合，抗菌薬は本人の「とにかく苦痛を取り除く」という治療ゴール達成には寄与していないけど，家族の不安を和らげている，あるいは家族に「最後までできることはすべてやった」という心の平穏を与えている，という見方ができなくはないです。なので，きちんと抗菌薬の benefit と burden を説明したうえでも患者側が十分に納得しておらず，かつ患者に明らかな不利益をもたらしていない場合は，本人に対する benefit があまりないことを承知のうえで抗菌薬を続ける，ということはあってもいいと思いますし，私もよくやります。感染症専門の先生からは「そんな使い方

はいかん！」と怒られるかもしれません。たしかに患者の言いなりになって，風邪に抗菌薬をやみくもに出すのは正しい医療ではありませんが，本症例のような状況では臨機応変に対応するのでいいと思います。医学的に正しいことが，常に最も適切であるとは限らないわけです。

　このように，医療行為の benefit と burden の天秤はその臨床状況と目的とするゴールによって変化します。昨日まで家族を安心させるために抗菌薬を続けていましたが，今日は無尿になり浮腫がひどくなってきて本人も苦しそうなので，さすがにもうやめましょう，ということもあります。これは医療の素人である患者，家族にはわかりません。医療のプロである医師の知識と経験による判断が必要なのです。コンピューターの店員に「モデル A とモデル B のどちらにしますか？　お客様が決めてください」と言われても，どちらかに決められないのと同様，医師が良かれと思って「人工呼吸はどうしましょうか？　ご家族でよく相談してください」と尋ねることが，患者側を尊重しているように一見みえるのに，実は真の意味ではまったく役に立っていないということが，おわかりいただけるでしょうか？

I ACP がなぜ必要か？　ACP が必要になる場面での会話から考える

3rdステージ　治療オプションの相談

03 治療のゴールを達成するのに何が必要で何が必要でないのかを考える

　2nd ステージの終盤で，本人の人生観，価値観をもとに治療のゴールを大まかに 3 つの方向に分ける，という話をしました。これをきちんとやっておくと，3rd ステージでの作業が，よりスムーズに進みます。

①救命に全力を尽くす，生存期間を少しでも延ばす（フルコース）

　この場合は非常にシンプルで，今までやってきたことをそのまま続ければいい，ということになります。Survival を最大化するためであれば人工呼吸は続けたほうがいいですし，腎機能が悪くなれば透析をすればいいですし，血圧が下がれば昇圧剤を始めればいいわけです。心臓が止まれば心肺蘇生をすることによって，たとえ自己循環が再開しなくてもその数十分間は survival を延ばすことができます。もちろんそれぞれの医療行為そのものは大変で，患者の身体への負担は甚大ですが，医療者側が治療方針について悩まないといけない度合いというのは少なく（とにかくやればいいわけですから），そういう意味でシンプルです。

②あらゆる苦痛を取り除く（完全緩和，withdraw）

　この場合は，上述のように，これまでの常識を捨てて，一つひとつの医療行為の目的に思いを馳せる必要があります。採血をして腎機能をモニターしたり，電解質を補正したり，という作業は「苦痛を取り除く」というゴールには寄与しません。むしろ，採血するという行為そのものがストレスになる場合も多いです。

　同じことが胸部レントゲン写真，血糖チェック，心電図モニター，など

にも当てはまります。胸部レントゲンを撮るためにレントゲン室へ移動したり，ポータブルで写真を撮るために硬い板を背中に入れたりする行為がストレスです。血糖チェックの数字を得るために，指を針で指すのは痛いです。心電図のモニターは胸部に電極が貼られていると痒かったり，その電極にモニターのためのコードが繋がれていると煩わしかったりします。これらが「患者の苦痛を取り除く」というゴールに寄与していないのであれば，やる意味はありません。

　余談ですが，日本のある病院では，終末期で完全緩和の方針になった患者の死亡時刻を医療者が正確に知るために，心電図モニターをつけることになっており，患者が煩わしくてそれを取ろうとする場合，上肢を抑制することがあるそうです。この話を聞いて，私は腰を抜かすほど驚きました（たちの悪いブラックジョークかと思って3回聞き返しました）。これがもし本気でやられているとすると，本末転倒もいいところです。死亡時刻が8：30か8：35か（あるいは9：00か10：00か）は本質的にはどちらでもいい問題だと思います。治療のゴールが「患者の苦痛を取り除く」ことであるなら，それが達成されてさえいれば，それ以外のすべては二次的なことになります。仮に医療者側の都合で心電図モニターをつけて上肢を抑制しているとしたら，「私たちの居心地が悪いのは困るんですよ。だからつらいの我慢してくださいね」と死にゆく患者（しかも「苦しいのはとにかくやめてくれ」と懇願している患者）に言い放っているのと同じです。私からいわせると，それは非人道的といってもいいくらいの間違った行為です。「そういう決まりだから」というのであれば，そのばかげた決まりはすぐに変えたほうがいいです。「家族になんと説明したらいいか……」という場合は，医療者が自信をもって「とにかく本人を苦しませないことが一番大切なので，こうするのがいいんです」と言えばいいだけです。もしこれを読んでいる方の病院でそういうことをやっている場合，真剣に考えてほしいと思います。

③救命のための努力は続けたいが，同時に助からないのであれば苦しみを引き延ばしたくもない（withhold，no escalation）

この場合は，現在の治療は続けて状態が良くなる，あるいはキープできればよし，ただしこれ以上悪くなった場合は，新たに侵襲的な検査や治療をやらない，昇圧剤は開始しない，ICUへは行かない，心肺蘇生はしない，というアプローチになります。ただ，①と②が両極端であったのに対し，withholdはその中間なので程度が問題になります。どこかで線を引かなければいけないのですが，「苦しみ」というものの捉え方が千差万別なので，それをどこにするかはケースバイケースです。

あくまで一例ですが，本症例では侵襲の高いほうから以下のような段階があります。

1. 現在の治療は続ける。腎機能が悪化したら透析も始める。ただすべてをやっても状態が悪くなったらCPRだけはしない。
2. 現在の治療は続ける。血圧が下がったときには昇圧剤を調節する。呼吸が悪化したときには呼吸器の設定を上げるのはあり。ただ，侵襲的な治療は加えない。透析も開始しない。
3. 現在の治療は続ける。ただ延命治療のレベルは，現在のレベルを上限としてこれ以上は上げない。昇圧剤，呼吸器の設定も変えない。当然，透析などの侵襲的な治療は考えない。
4. 現在の呼吸器，昇圧剤は続ける。ただ，日々の採血やレントゲンなどの検査も意味がないのでやめる。

これをどの段階にするのかは患者側の話をよく聞いてから判断することになります。

> ・治療が奏効する可能性があるのであれば続けたい，でもその可能性がなくなるような事態になるのであれば……。

本症例の場合，このような希望であれば私は **2.** を提案します。透析はやはり侵襲が高いので避けたほうがいいと思います。ただそれを患者側が譲れないという場合は CPR だけは避けるように強く提案します。

一方で，この場合はどうでしょう？

> ・苦しそうで見ていられない。これ以上苦しませたくない。でも，今やっている治療を止める，なんてのはちょっと……。

この場合は，私なら **3.** を提案します。患者側が「とにかく呼吸器を止めるということが，心理的に耐えられない」と言っていて，それが一番のネックになっているのであれば，**4.** を提案することもあります。どこで線引きをするかは，患者側の様子をみながら調節することになります。まさに交渉です。

大事なのは，2nd ステージの最後で治療のゴールが決まってさえいれば，それを具体的に達成する方法（何が必要で，何が必要でないか）は医療者が決めて提案することができる，ということです。まず，ここを押さえておく必要があります。

I ACPがなぜ必要か？　ACPが必要になる場面での会話から考える

3rdステージ　治療オプションの相談

04 治療法を提案するときは「○○はしないほうがいいと思いますよ。どうですか？」と尋ねる

3rdステージの一番のポイントになるところです。同時に，ここを苦手にしている医師も非常によく目にします。よくあるのはこういう質問です。

> 「それでは心肺蘇生はどうしますか？　ご家族でよく相談してください」

「○○をどうしますか？」というのは「○○をしますか？　しませんか？」というyes/noの質問です。これは端的に言ってだめです。相手を尊重しているようにみえますが，実際はすべてを丸投げしているだけです。全然イケてません。

> 「それでは心肺蘇生はしないほうがいいと思います。いかがですか？」

このほうが断然良いです。なぜかというと，**その状況でゴール達成に最も適切だと思われるオプションを提示して，患者側から「決断する」という作業のストレスを取り除いているからです。**

ただ，こう説明すると，研修医から「きちんとオプションを同等に提示しないといけないんじゃないですか？　それをしないと誘導していることになるんじゃないですか？」と質問をよく受けますが，私はそうは思いません。

居酒屋の例

あなたが友達と話しているところを想像して，次の会話をみてください。

63

> 友人 「どこか，安くて美味しい居酒屋知らない？」
> あなた 「昨日，この前オープンした居酒屋に行ってきたんだよね」
> 友人 「へー，どうだった？」
> あなた 「もう最悪‼ 料理が出てくるのは遅いし，味もいまいち。店員の接客も良くないし……。挙句の果てには，それでいて値段も高かったんだよ！ 信じられる⁉」
> 友人 「えー，そうだったんだ……」

この次にあなたが友人にいうセリフは何でしょう？

> あなた 「絶対にあそこは行かないほうがいいよ」

ですよね？ 「あそこは行っちゃだめだよ」とか，ちょっと言い方を弱くしたとしても「あそこはおすすめしないよ」じゃないでしょうか？

> あなた 「どう？ そこ行きたい？」

って聞きます？ 聞かないですよね？ 会話として明らかに不自然です。これを繰り返して「本当？ 行かなくて大丈夫？」と何回も繰り返したら，あなたの友人は怪訝に思うのではないでしょうか？

　ニュートラルなyes/noの質問を尋ねるということは，両方のオプションに何か検討に値するいいことがある，ということを示唆してしまうのです。「そのまずい居酒屋に行きたい？」と何度も聞くと，きっと友人は「どうして，こいつは何度も聞いてくるんだろう？ もしかしたらまずいまずいと言いながら，その居酒屋には何かいいことがあるのを隠しているんじゃないだろうか？」とさえ思うのではないでしょうか？

誘導と提案の境目はそのベースに
相手の人生観，価値観があるかどうか

　誘導と提案の境目はそのベースに相手の人生観，価値観があるかどうか

だと，私は考えています。居酒屋の例では「安くて美味しい居酒屋がいい」という価値観からスタートしているので「あそこは行かないほうがいいよ」が自然な提案になります。仮に一番最初の友人のセリフが「話の種にするのに，最悪な居酒屋探してるんだけど，知らない？」であれば，最後のセリフは「そこに行ってみよう」になるでしょう。

1st ステージで「もう助からない」ということを伝えたあとに，2nd ステージをすっ飛ばして「心肺蘇生はしないほうがいいですよ」というのは（それが正しい判断だとしても）「誘導」でしょう。でも 2nd ステージで「もう苦しみたくない」という情報があるのであれば，心肺蘇生はそのゴールに寄与しないことがわかっているのですから，「心肺蘇生はしないほうがいいですよ」は「提案」になります。これは患者の人生観，価値観を医療行為に変換するとどうなるかをプロの専門家として解説しているだけです。

さらにいうと，yes/no の質問をするということは，それだけ患者側に決断の責任を預けることになります。何事もそうですが，何かを決断するというのは，実は心理的に非常に骨の折れる作業です。特にこういう医療の現場で「○○をしない」という決断をするというのは，人の生き死にがかかわってくるわけですから，並大抵のことではありません。ものすごいプレッシャーが決断をする人にかかるわけです。その○○が具体的に何を意味するのかよくわからない，医療の素人である患者や家族ではなおさらです。

「○○はどうしますか？」という質問をするのは，医療者にとっては非常に楽です。責任はこちらにないですから。「こっちはきちんと説明しました。決断するのはあなたですよ」と言っているのと同じです。もちろんおそらくほとんどの医療者はただ単純に，相手に詳しく説明してそのうえで相手が選択するような尋ね方をしなくてはいけないと考えているんだと思いますが（あるいは，ただ単にそこまで深く考えていないかもしれませんが）。

「もう助かりませんよ」という状況で「○○しますか？　しませんか？」という質問をするのに，はっきりいって医学的な専門知識はまったく必要ありません。誰でも尋ねることができます。でも医療者は（特に医師は）たくさん勉強して，一生懸命トレーニングを積んで，いろいろ失敗もして（そ

してそこから学んで），この状況でその○○が達成したいゴールの助けにならないことを知っているわけです。私はどの状況でも判で押したように「○○しますか？　しませんか？」と尋ねるのは素人だと思います。**状況によって言い方や尋ね方を変えることができるのがプロです。**

この「○○をしない」ということを提案するときも，その提案の強さには違いがあります。

1. 「そういうことであれば，○○はしません。なにか質問はありますか？」
2. 「そういうことであれば，○○はしないほうがいいと思います。いかがですか？。」
3. 「そういうことであれば，○○はおすすめしません。いかがですか？」
4. 「○○はどうしますか？」

1. は言い切っていて，一番強い言い方です。これは informed assent というスキルで[12] 1st ステージにおける医学的な状況がはっきりしていて，○○の無益性が明らかである，かつ 2nd ステージで苦しませたくないといった価値観がはっきりしているときに有効です。特に心肺蘇生でよく使われますが，私はそれ以外の医療行為も含めて使っています（「そういうことであれば，ICU に行ったり，透析を始めたりということはしません」）。

2. と 3. はどちらがより強い言い方ということはないと思いますが，1. のように言い切るのが難しい（なんとなく居心地が悪いと感じる）ときには，少し言い方を弱めるほうがいいでしょう。

この場面で○○がゴール達成に寄与しないことを知っているのであれば，4. のように「○○はどうしますか？」と尋ねるのではなくて，「**○○はしないほうがいいと思いますよ。どうですか？**」と尋ねることで決断するプレッシャーをいくらかでも軽くして，**患者側が「そうですね」というだけにするという配慮ができる**（もちろんこれでも最終的には患者側が決断することになるのですが，この両者の言い方には大きな違いがあります）というのが，**プロとしての矜持だと私は考えています。**

I ACP がなぜ必要か？　ACP が必要になる場面での会話から考える

3rdステージ　治療オプションの相談

05 治療法の提案はポジティブなことを先に，ネガティブなことをあとで

　治療ゴールがフルコースの場合は「できることは全部やります」なので
いいのですが，完全緩和であったり withhold である場合は，必ず何かしら
「○○をしない」が出てきます。前項で，プロとして自信をもって治療を提
案しましょう，とは言ったものの，私はこの「○○をしない」という提案
をする場合，非常に緊張します。この患者にとって一番いいことだとは理
屈では考えていても，**その言葉が相手にとって諦めてしまうような何か冷
たい響きをもってしまうのが怖いからです。**そこで，「○○をしない」とい
う提案するときにはいくつか気をつけているコツがあります。

　ゴールが withhold，no escalation で「治療が奏効する可能性があるので
あれば続けたい，でもその可能性がなくなるような事態になるのであれ
ば……」という場合を例にとります。
　すでに 2nd ステージの最後でこのようにお話ししています。

> 「わかりました。それではとにかく現在の治療はこのまま全力で続けま
> しょう。ただ，今後さらに状態が悪くなった場合は，いたずらに本人の苦
> しみを引き延ばさないようにするのがいいと思います。いかがですか？」

　「とにかく現在の治療はこのまま全力で続けましょう」が非常に大切であ
る，ということは説明しました（50 ページ）。
　これに引き続いて具体的なことを説明する場合，よくないのは，

> 「今後腎臓機能が悪くなったときは透析はしません。
> 　心臓が止まった場合は，心肺蘇生はしないほうがいいです」

67

それよりも，こちらのほうがいいです。

「具体的には，現在やっている抗菌薬の治療は続けます。そして必要であれば輸血もしましょう。ただ，苦しみを引き延ばさないということなので，透析や心肺蘇生などはしないほうがいいと思います」

　違いがわかりますか？　まず，やることを最初に強調しています。これはポジティブなことです。我々医療者の意識はやらないことだけにフォーカスしがちですが，やることもたくさんあるわけで，まずそこをしっかりと伝えてあげます。そのうえで，やらないことは一つ一つくどくどと説明するのではなくて，できるだけひとまとめにしてサラッと言うようにします。またやらないことを言う前にその理由（苦しみを引き延ばさない）を簡単に述べることによって（あくまで「簡単に」です。ここでくどくど言うのもしつこくなります），やらないことがより自然に聞こえるように気を使っています。

I ACPがなぜ必要か？　ACPが必要になる場面での会話から考える

3rdステージ　治療オプションの相談

06 治療法については交渉が必要

　何度も強調しているように，3rd ステージでは治療法を「提案」するわけですが，これはあくまで提案に過ぎないので，当然患者側がそれに同意しないこともあります。

　例えばコンピューターの例でいうと，予算と用途の面から店員はモデルAを勧めてくれました。ただ，どうしてもモデルAのデザインと色が気に食わないので，モデルBにしたい，ということはあると思います。予算は16万円だったけど，モデルBの見た目のかっこよさを考えると，（温泉に行くのを1回我慢して）20万円出してもいいような気になってきた，ということはあるかもしれません。この場合は本人が十分に両方のオプションの意味を深く理解して，自分の価値観に照らし合わせて選択していますので（ここが重要です），それでいいわけです。もしかしたら店員は心のなかで「えーっ，デザインそんなに変わらないじゃん……。これに5万円も余計に出すの??　もったいないんじゃない?!」と思うかもしれませんが，それは店員の価値観であって，本人の価値観ではありません。**店員の役目はプロとして両方のオプションが達成できることとできないことを考えて，それに合うのはどちらかをアドバイスすることにあります。相手の価値観を変えることではありません。**

　ここからの話し合いは交渉です。ゴールを達成するためにはどういう医療行為が必要なのか（あるいは必要でないのか）話し合いをするわけですが，そこには今まで説明してきたように，単純に事実や理由を誤解していたり，わかってはいるんだけど感情が入ってきたりして，医療者側が考える，設定したゴールを達成するための方法に患者側が納得しないことがあります。

69

例えば2ndステージの「悪くなったときには苦しみを引き延ばさない」というゴールに基づいて，このような提案をしたとします。

> 「具体的には現在やっている抗菌薬の治療は続けます。そして必要であれば輸血もしましょう。ただ，苦しみを引き延ばさないということなので，透析だとか心肺蘇生などはしないほうがいいと思います」

　こう言ったあとにすんなり「わかりました。よろしくお願いします」と行くことはむしろまれで，「え……。透析しないんですか？」「どうして透析しないんですか？」という反応のほうが多いかもしれません。

　こう言われると医療者は非難されているように感じて日和ってしまいがちですが，その必要はありません。まずは落ち着いてシンプルに「透析をしても状態は改善しませんし，太い管を血管に入れたりする負担を考えると苦しみを引き延ばすことになるからです」と2ndステージのゴールに立ち返って説明します（ここでも「質問にはできるだけワンワード，ワンセンテンスで答える」の基本を忘れてはいけません）。そうすると「そうですか，わかりました」と納得されることが多いです。こういうときは**自信をもって，落ち着いて，「そうするのが当たり前なんですよ」という感じで説明することが大切です。**

　ただ，それでも「でも……透析しないと死んじゃうんですよね……」と言われることもあります。このように2ndステージで設定したゴールの達成に寄与しないことを希望されるのは，感情が先行しているケースが多いです。「○○しない」という決断を下すのは誰だって怖いです。大事な家族の生死にかかわる決断ですから，考えてみればそれは当たり前のことです。こういうときは**相手の「本当にこれでいいの？」「○○しなくていいの？」という不安の感情に配慮するような言葉がけが大切**で，「奥様が本当にご主人を大切に思われている気持ちが伝わってきます」(respect)とか「本当につらいですよね……」(name)というNURSEのフレーズを使うようにしています。

70

I ACPがなぜ必要か？　ACPが必要になる場面での会話から考える

3rdステージ　治療オプションの相談

07 Time limited trial（お試し期間）を提案する

　こういった手を尽くしても「それでもやっぱり透析はしてほしい」となる場合は，それに従わざるを得ません。コンピューターの例の「えーっ，デザインそんなに変わらないじゃん……。これに5万円も余計に出すの？？もったいないんじゃない？!」と同じで，「えーっ，ここで透析をやっても……」という思いはあります。ただ，無理強いをしても奏効することは少ないですし（207ページ），かえって信頼関係が損なわれてしまうことがあるので「それでは，そうしましょう」となります。ただ，その場合でも，それですべてが終了ではありません。透析をしたい，という希望は医療者側が説明している「benefitはなくてburdenのほうが上回る」という説明を信じていない（信じたくない）せいであることもよくあります。これを正すには時間が必要です。**ここで下す決断は生死に直結するわけですから，相手が慎重になるのも当然です。**

　なので「それでは透析しましょう」だけで終わらせるのではなくて，以下のように言うと良いと思います。

> 「わかりました。それでは透析を始めて病状がどうなるかみてみましょう。とりあえず1週間やってみて，様子をみてみませんか？　私達が心配するほど本人は苦しくないかもしれないし，状況が多少は良くなるかもしれません。そのうえで1週間後にもう一度お話ししませんか？」

　このように期間を設定して治療を続けることをtime limited trialといいます[13]。日本語では「お試し期間」と訳されていますね。これを使うときに気をつけること[14]は，**まず期間をしっかり決めることです。**「とりあえずやってみて様子をみてみましょう」ではなくて，72時間でも1週間で

も1カ月でもいいですが，とにかく期間を限定すること。それと，何を目安にするのかをはっきりさせることです。呼吸器の設定が下がることなのか，血液培養が陰性になることなのか，それらを含めて全体の状況の改善なのか，ということをはっきり決めておくことが大切です。

できればその期間が終了した時点でどうするのかを決めておけるとさらにいいと思います。「もう一度お話ししましょう」でもいいですし，「1週間経って改善がなければ，その時点で苦痛を取ることを最大の治療ゴールにする，ということにしましょう」でもいいと思います。

とにかく大切なのは，こういうGOCの会話は一発勝負の「イベント」ではなく，何度も繰り返す必要のある「プロセス」である，ということです。医療者側から見ると，患者はたくさんいるうちの一人で日常業務の一部ですが，患者側から見ると一生に一度のいち大事なわけですから，トントン拍子に決断を下せるわけがないのです。それを忘れないようにして，会話を続ける必要があります。

▌ 章文献

1) Lu E, et al. Mayo Clin Proc 2020; 95: 1589-93. PMID: 32278484
2) Christakis NA, et al. BMJ 2000; 320: 469-72. PMID: 10678857
3) Glare P, et al. BMJ 2003; 327: 195-8. PMID: 12881260
4) White N, et al. BMC Med 2017; 15: 139. PMID: 28764757
5) Carson SS, et al. JAMA 2016; 316: 51-62. PMID: 27380343
6) Responding to Emotion: Respecting. VitalTalk. Published April 25, 2017. https://www.vitaltalk.org/guides/responding-to-emotion-respecting/ (最終アクセス 2024.7.20)
7) Nelson JE, et al. Am J Respir Crit Care Med 2010; 182: 446-54. PMID: 20448093
8) Fried TR, et al. N Engl J Med 2002; 346: 1061-6. PMID: 11932474
9) Elwyn G, et al. BMJ 2010; 341: c5146. PMID: 20947577
10) Karlin D, et al. Clin Infect Dis 2024; 78: e27-36. PMID: 38301076
11) Givens JL, et al. Arch Intern Med 2010; 170: 1102-7. PMID: 20625013
12) Curtis JR, et al. JAMA 2020; 323: 1771-2. PMID: 32219360
13) Chang DW, et al. JAMA Intern Med 2021; 181: 786-94. PMID: 33843946
14) Downer K, et al. Chest 2022; 161: 202-7. PMID: 34499879

1st stage：病状の説明

事前の準備
相手の理解を確認
情報の伝達
　－2分ルール，50%ルール
予後情報
　－時間 vs 自立度 vs 時間＋自立度
　－どれくらい確実性をもたせるか？
感情への対応
　－NURSE
質問にはワンワードまたはワンセンテンスで答える

2nd stage：治療ゴールの設定（患者側の情報がメイン）

人生観，価値観を探る質問→患者の人となりを知る

「今お話したことを踏まえたうえで...」
　「一番気がかりなことはなんですか？」
　「本人はどんなことを大切にする人ですか？」「本人にとって一番大事なものって何かありますか？」
　「本人の生きがいってなんですか？」
　「○○さんがどんな人なのか，教えてもらえますか？」「○○さんはどんな性格ですか？」
　「このように具合が悪くなったときのことを，本人と相談したことはありましたか？」

治療のゴールを3つに分ける
　－フルコース（Survival を延ばす）
　　「わかりました。それではとにかく今できることをすべて続けましょう」
　－Withhold
　　「わかりました。それではとにかく現在の治療は全力で続けましょう。ただ，今後さらに状態
　　が悪くなった場合はいたずらに本人の苦しみを引き延ばさないようにするのがいいと思います。」
　－完全緩和，withdraw（Comfort を最大化，あらゆる苦痛を取り除く）
　　「わかりました。それではこれ以上ご本人が苦しまないように，痛みとか息苦しさなどの症状を
　　取ることを最大のゴールとして治療していきましょう」

3rd stage：治療オプションの相談（医療者側がリードする）

一つ一つの医療行為の benefit と burden を考える→何が必要で，何が必要でないのか？

一つ一つの治療について相手に許可を求めない。
　X「心臓マッサージはどうしますか？」「抗生剤を続けたいですか？」

ゴールに沿った治療をこちらから提案する
　　「○○は続けましょう。ただ○○とか○○はしない方がいいと思います。」
治療法については交渉が必要
状況に応じて time limited trial を考える

図　3ステージプロトコルのまとめ

3ステージのまとめとして，非常に簡略した形ではありますが，図にしてまとめてみました。全体の流れを理解するのに役に立つのではないか，と思います。

01

コミュニケーションの上達のために

予習と復習の大切さ

　「はじめに」でも触れましたが，私は普通とは少し変わった経歴をもっています。日本の医学部卒業後，まず日本で外科の研修を経て渡米し，その後紆余曲折を経て緩和ケアの研修を経験しました。外科研修中は「手術がうまくなりたい」と研鑽を積み，緩和ケア研修中は「コミュニケーションがうまくなりたい」と研鑽を積みました。両方経験してから振り返ってみると，その使う道具が手術ではメスや持針器であり，コミュニケーションでは言葉である，という違いはあるものの，両者の技術習得のプロセスは驚くほど似ていると感じます。どちらも，「**予習」→「実技」→「復習」という3つのプロセス**を経る必要があるのです。

　外科研修中で，例えば次の日に鼠径ヘルニアやラパ胆の手術が当たっているとします。そうするとまずは予習です。教科書を読んで解剖の確認をし，そのうえで手術の手順をイメージトレーニングします。まずは皮切を置く場所，皮切の大きさ，そうしたら次にこの筋膜を切って，この動脈を切って，とできるだけ細かくイメージします。細ければ細かいほどいいです。実際に手順を口に出して言ってみる，という方法も有効でしょう。

　そうやって自分なりに完璧な予習をしたつもりでも，いざ手術が始まると全然思い通りに行きません。解剖がイメージしていたのと違うとか，炎症や癒着でオリエンテーションがつかなくなっているとか，予想外のことが起こると対応できません。上の先生からの指導もありますが，大抵途中で手術をテイクオーバーされます。悔しいです。

　術後は復習が重要になります。「どうして，あそこでテイクオーバーされたのだろう？　ああ，あの入る層が間違っていたのか……」「教科書にはああ書いていたけど，やりづらかったな。今度は違う感じでやってみよう」という学びがあります。こういった失敗から得られた学びを書き留めておき，次の手術では同じ間違いだけはしないようにします。できる外科医というのは，どういう形であれ，こういう作業をやっていると思います。

　コミュニケーションも同じです。まずは予習です。

面談を始める際の開会の言葉を何と言うか？
病状を説明する2分サマリーは何と言うか？
1stステージの肝になる予後情報は何と言うか？
○○という質問がきたらどういう言葉で答えるのか？
会話がこういう方向に行ったらどう対応するか？

　これらは頭でぼやっと考えるだけでは足りません。私の場合はこれを英語でやらなくてはならなかったので，紙に書き出して実際に声に出して練習しました。

　そして実際の会話ですが，悲しいくらいに全然うまくいきません。最初のうちは特に，自分の想定外のことが起きるとまったく対応できません。自分が一番最初にやったファミリーミーティングは，準備万端のつもりで臨んで開会の言葉を言ったまでは良かったのですが，その直後の家族からの質問に答えられず，開始1分でテイクオーバーになってしまいました。終わったあと指導医から「ミーティングの始め方は完璧だったね」と言われたのを覚えています。米国人は褒めるのが上手です。

　意外と軽視されているのが復習です。とりあえず会話が終了してしまうと「あーよかったよかった」と満足してしまいがちですが，ここでも会話の後の復習が重要で，「どうしてあの患者は何回もこれを聞いてきたのか？　自分の説明の仕方が良くなかったのか？」「あの質問にあの答え方はうまくなかった。もう少しこういったほうが良かった」というような反省をする必要があります。

　この振り返りを頭の中でやっている人はもしかしたら結構いるかもしれません（特にこの本を今読んでいる人は）。ただ，おそらくほとんどの人がやっていないだろうと思うのが，その復習で得られた教訓を「書き留めておく」という行為です。

　この「書き留めておく」という行為がものすごく重要です。なぜかというと忘れるからです。そのときどんなに強く「次回はこうやろう」と思っても，悲しいかな，2，3日経てば人間は忘れてしまいます。結局，同じところで同じ間違いをすることになります。その会話の反省点も前回と同じになります。進歩してません。書き留めておくと，次の会話の前にちょっとそれを見直すだけで，同じ間違いをする確率は著しく下がります。前回やった間違いはしないので，次の違うところが新しい反省点になります。結果，成長の速度が段違いに早くなります。頭のいい人は書き留めなくても間違いを修正できるかも知れませんが，私がたくさんの研修医を指導した経験から言うと，そんな人はあまりいません。

この「予習」→「実技」→「復習」というプロセスを経ないと，1つの会話の経験は1にしかなりません。そしてそれを忘れるので，長い目でみると0.5，さらにもっと少なくなるかもしれません。たくさん穴の空いたバケツで必死に水を汲もうとするようなもので，非常に効率が悪いです。ただ，きちんと予習と復習をすると，その経験は2にも3にもなります。とにかく，一度した間違いを二度としないようにすればいいのです。「どうして良くならないんですか？」という質問には頭が真っ白になって答えられなかったとしても，復習するときに冷静になって考えておけば，次の会話で同じ質問がきたときには落ち着いて答えることができます。

私が今，難しい会話中にその場に応じてそれなりに対応できるのは，その場で対応を一から考えているのではなくて，その場面に以前に遭遇したことがあるからです。かつて対応できなくて，反省して，次はこうしようというプロセスを経ているから，その教訓を引っ張り出して対応できているのです。

何かを上達しようとするときに，どれくらい強く「うまくなりたい！」と思うか，というのは残念ながらそれはアウトカムにはまったく影響しません。具体的なアクションがなければ。正しい予習と復習をしない外科医は100例やってもうまくなりません。コミュニケーションも同じで，たまに「私は卒後30年の経験があるから，患者と話すのは問題ないよ」という医師をみますが，その医師のコミュニケーションを聞いていると，まったくイケてないなということがよくあります。

「何例(何年)経験したか」ということは重要ではないのです。「何例(何年)予習と復習をしたか？」が重要なのです。

文献
1) Nakagawa S. JAMA Intern Med 2015; 175: 1268-9. PMID: 26052870

II

ACP について

ここまで 3 ステージプロトコルに関して長々と説明してきましたが，本題はここからです。いわゆるアドバンスケアプラニング（ACP）あるいは人生会議に関して説明するのがこの本の最大の目的です。

Ⅱ ACP について

01 ACP について

　まず ACP の説明を始める前に，厚生労働省が行った「人生の最終段階における医療，ケアに関する意識調査」をみてみましょう（https://www.mhlw.go.jp/toukei/list/dl/saisyuiryo_a_r04.pdf）。この調査では終末期にどのようなケアを受けたいか，そしてそういう話を周囲としているか，といったことを 1992 年から 5 年おきに調査しています。医療者と非医療者に分けて両者の違いをみられるところが興味深いです。調査の配布と回収数はそれぞれ一般国民 3,000/6,000（50%），医師 1,462/4,500（32.5%），看護師 2,347/5,500（42.7%），介護支援専門員 1,752/3,000（58.4%）となっています。

　詳しい結果は公開されているウェブサイトをみていただければと思います。一番新しい 2022 年の調査の結果から，いくつか興味深い結果を抜き出して表にしてみました。

　まず ACP について知っているかどうかに関しては，非医療者（一般国民）に比べて医療者がよく知っているのは当然だと思います（それでも半分以下なのは問題ですが）。ACP を進めることについては非医療者も 57.3%が賛成，医療者は 76.1% 以上で賛成というのも特に驚く結果ではありません。

　終末期にどういうケアを受けたいかを考えたことがある医療者は82.2〜85.3%（非医療者は 51.9%）もいるのに対し，そういった話し合いをしたことがないという医療者が 37.2〜47.5% もいました。医療者は終末期のことは頭にあっても，その半分しか自分の周囲と話をしたことがないのです。非医療者は終末期のことを考えたことがある人が半分くらい

78

表 人生の最終段階における医療，ケアに関する意識調査の結果（厚生労働省，2022年）(https://www.mhlw.go.jp/toukei/list/dl/saisyuiryo_a_r04.pdf を参考に作表)

	一般国民 n=3,000	医師 n=1,462	看護師 n=2,347	介護支援 専門員 n=1,752
ACP（人生会議）についてよく知っている	5.9%	45.9%	45.8%	47.5%
ACP を進めることについて賛成	57.3%	76.1%	87.0%	81.8%
人生の最終段階における医療，ケアについて考えたことがある	51.9%	82.2%	85.3%	85.1%
人生の最終段階における医療，ケアについて家族や医療者と話し合ったことはない	68.6%	47.5%	37.2%	40.2%
話し合ったことがない理由は？ （複数回答可）	n=2,057	n=695	n=874	n=704
きっかけがない	62.8%	73.1%	79.2%	77.8%
話し合う必要性を感じない	21.8%	25.5%	19.3%	21.9%
知識がないため，何を話し合っていいかわからない	31.0%	5.6%	5.3%	5.1%

（51.9%）しかいないので，当然話し合ったことがないのが 68.6% になるのは理解できます。

　話し合ったことがない理由で多かったのは「話し合うきっかけがなかった」が 73.1〜79.2%，「話し合う必要性を感じていない」が 19.3〜25.5%でした。これは医療者と非医療者の間で大きな差がありません。一方で「何を話し合っていいかわからない」と答えたのが非医療者が 31.0% に対して，医療者は 5.1〜5.6% でした。

　つまり，非常に大雑把にいうと，非医療者は ACP のこともよく知らないし，終末期のこともあまり考えたことがない。したがって，それが良さそうだとは思うものの，きっかけもないし，必要とも思わないし，何を話

していいかわからないので当然話はしていない。一方，医療者はACPの
ことはある程度知っていて，それがいいことだとも思っています。自分で
終末期のことも考えたこともあって，「何を話したらいいかはわかってい
る」けど，話す必要性やタイミングがわからなくて，話していない。

　これらのデータをみると，ACPがなかなか普及しない原因としてより
根が深いのは，話したことがないのが68.6%の非医療者よりも，37.2〜
47.5%の医療者のほうだと，私は思います。なぜかというと，ACPのこ
とを根本的に理解していないからです。まず「何を話したらいいかわかっ
ている」という認識そのものが間違いです。おそらくこの間違いが「話す
必要性がない」「きっかけがない」という結果につながっています。医療者
がその認識では，患者側が必要性やきっかけを理解できるはずがありませ
ん。さらにいうと，「話し合ったことがある」という医療者もおそらく医療
者が自分ではわかっていると思いながら，誤っている認識で患者とACP
を進めようとしているのではないか，と思います。巷に出回っているACP
に関する啓発の資料，動画などをみているとそう思います。こう考えると，
ACPがうまくいかないのはある意味必然です。

　漫画のスラムダンクで桜木花道が合宿でジャンプシュートの特訓をする
前に，まず自分がイケていない，ということを安西先生が本人に認識させ
るくだりがあります。まずACPとはなにか，そしてどうして必要なのか，
ということを議論してみましょう。

Ⅱ ACPについて

02 | ACPの定義

そもそもACPとは何でしょうか？　いろいろな定義があるのですが，まず厚生労働省はこのように定義しています[1]。

人生の最終段階の医療・ケアについて，本人が家族等や医療・ケアチームと事前に繰り返し話し合うプロセス

日本医師会はこうです[2]。

将来の変化に備え，将来の医療及びケアについて，本人を主体に，そのご家族や近しい人，医療・ケアチームが，繰り返し話し合いを行い，本人による意思決定を支援する取り組み

揚げ足を取るつもりはないのですが，私はこれらの定義があまり好きではありません。もちろん言いたいことはわかるのですが，ちょっとピントがズレているなあと思います。「人生の最終段階の医療・ケア」「将来の医療及びケア」について話し合う，といってしまうと，話すことのハードルがものすごく上がってしまうんです。

ACPの考えというのは，もともと1970〜90年代にアメリカで起こったいくつかの事例が元になっています。集中治療，医療技術の発達により，今まで救命できなかった症例が人工呼吸などによって生命を維持することが可能になりました。しかし，それは例えば「意識が未来永劫戻ることのないまま，ただチューブと機械で生かされる」という，ある意味，人によっ

81

ては死ぬことよりもつらい状況が続くという事態を引き起こすことにも繋がります。そういったケースを通して，何が何でも延命治療を使えばいいのか？　本人が希望しないのであれば延命治療を使うのは適当ではないのではないか？　という議論が巻き起こりました。

　そこからさらに発展して，米国では 1990 年に Patient Self-Determination Act という法律が制定されます。これは病院，ナーシングホームなどの施設への入所時に，患者に「あなたは事前指示書を用いて自分が将来受ける治療に関して決めておくことができるんですよ」と通達されなければいけない，患者が事前指示書のことを知らなければそれに関する情報を与えなければいけない，という法律です。「あらかじめ自分がどういう治療を受けたいかを書面に示しておく」，つまり事前指示書を作成することで，自分が意思表示できなくなったときに，自分が希望したような医療が受けられる，あるいは自分が希望しないような医療（延命医療）はされなくて済む，より本人の望む医療が実現される，ということを誰もが期待したわけです。しかし，実際はそのあとになされたたくさんの研究でその効果は示されませんでした[3]。なぜでしょうか？

82

Ⅱ ACP について

03 | ACP に含まれるもの

　ACPはいくつかの要素が含まれますが，主なものは次の3つといってい
いと思います。

---

①本人の人生観，価値観をシェアする会話
②意思決定代理人の指定
③具体的な治療に関する希望の決定，事前指示書（リビング・ウイル）
　の作成

　これらはどれも大切なのですが，一番大切なのは何だと思いますか？
③と答える人が多いのではないでしょうか？　実はそうではありません。
一番大切なのは①です。
　②は米国では，患者本人があらかじめ書面で意思決定代理人を指定して
おくと，自分が病状のせいで意思表示できなくなったときに，その代理人
が本人の代わりに意思決定できる，という強い力が与えられるので非常に
重要です。例えば3人の息子がいて，長男がその代理人に指名されたとす
ると，次男や三男がどんなに反対しようとも，長男の言うことが絶対にな
ります。そういう事情で，意思決定代理人が指定されていることは米国で
は大きな意味をもちます。一方，日本ではそういった法的な効力はありま
せんし，どちらかというと家族内の同意で決断がくだされることが多いと
思うので，②の重要性は相対的に下がってしまうかな，と思います。
　問題は③です。よくACP＝③，つまり「万が一のときは延命治療を望み
ますか？」とか「食べられなくなったら胃ろうを希望しますか？」とかい
う質問に答えることがACPであり，答えられないと③が完了しない，言

83

い換えると（書面を作成するかどうかはともかくとして），治療に関してなんらかの決断を下さないと ACP をしたことにはならない，と考えている医療者をよく目にします。もう，どうやって強調したらいいか自分でもよくわからないのですが，これが一番根本の，とんでもなく大きな大きな大間違いです。これは私がこの本で伝えたい一番大きなメッセージです。これは日本に限ったことではなく，米国でもこの誤解がずっと存在していました。

　たしかに事前に自分の希望を書面に残しておくと，それに従えばいいわけだから，誰も迷わずに決断できて，ものすごく理に叶っているように思えますよね？　でも，残念ながら，現実ではそう簡単には行かないのです。

Ⅱ ACP について

04 事前指示書が効果を発揮するには？

　事前指示書はいろいろと名称があって，リビングウイルということもあれば，アメリカでは advance directive（AD）ということもあります。これが効果を発揮するためには，以下のことが起こらなくてはいけません。

　Ａ．患者が自分の人生観，価値観をきちんと言える
　Ｂ．自分の意志決定代理人を指定している
　Ｃ．指定された代理人がそれを知っている
　Ｄ．希望する治療を事前指示書の記載している

- - -

　ここまでが本人が意識があるうちに起こってなくてはいけません。そのうえで，
　Ｅ．具合が悪くなって，本人が意思表示できないときに事前指示書が手元にある
　Ｆ．医師が代理人と話す
　Ｇ．代理人が事前指示書に沿って，患者が選ぶであろう治療方針を選ぶ

　事前指示書が効果を発揮するには，この 7 つのことがすべて完璧に起こる必要があります。一つでも欠けると事前指示書は効果を発揮しません。
　一番多いのはそもそもＡの自分の人生観や価値観が自分でよくわかっていない，または考えたことがないケースです。本来事前指示書は上記のＡ～Ｃを経てＤに至らなくてはいけないはずです。しかし，実際にはそれを飛ばしてＤができることは（残念ながら）よくあります。「本当は気が進まなかったけど，周りに勧められて，とにかく終わらせたかったから書類を作成した」とか「以前に書類は作成したけど，何を記入したか覚えてな

い」と言うようなケースが少なくないことは研究で示されています[4]。

事前指示書が逆効果になってしまうケース

　これだけでも頭を抱えたくなりますが，もっとひどいのは，事前指示書が逆効果になってしまうケースです。例えば「そんなもしものことなんかあまり考えたくない。でも1回やったから（事前指示書を作成したから）もう話す必要はないよね」とか「家族に迷惑をかけるわけにはいかないので，自分があらかじめ決断しておく」とか言って，自分の価値観を周りとシェアするのを妨げるように働いてしまうことです[4]。つまり，事前指示書を作成すると，何かを成し遂げたような気持ちになり，それ以上の会話をする動機がなくなってしまう，あるいは，家族にそういう決断をさせたくないから会話そのものを避けるために書類を作成する。いずれにしても家族が本人の思いを知るチャンスを失ってしまうのです。本人の思いというのは時間の経過とともに，または状況によって変わることがあります。3ステージプロトコルのところでGOCの会話はイベントではなくてプロセスだ，という話をしましたが，ACPも同じです。ACPは1回きりの「イベント」ではなくて，継続して行う「プロセス」でなくてはならないはずなのに，事前指示書がイベント感を強調してしまい，「1回やったからもういいや」になってしまうのが最大の問題です。

A〜Cがおざなりで，事前指示書が効果を発揮しないケース

　このようにしてA〜Cがおざなりの状態で事前指示書ができ上がった場合，F，Gで家族（代理人）が医師と話したときに，それに従って，「延命治療はしません」という決断を下すのは難しくなります。これは非常によくあって，患者が「延命治療しない」という事前指示書とともに病院に送られてきた場合，その事前指示書を家族に見せても，「そんな書類の話は聞いていない」「父さんはそれがどういうことかわからずにサインしたんじゃないか？」（上記のように，これは実際にそういうことがよくあるので，あながち間違いでもないのです）「我々の知っている父さんがそんなことを言う

はずがない」「本人の気持ちが変わることだってあるだろう」（実際よくあります）などと言われると，事前指示書は無意味です。

　事前指示書は米国では法的効力をもつのでは？　と聞かれることがあります。たしかに米国では，例えば，医師が事前指示書を裁判所に持ち込んで「本人がこう意思表示をしているので，それに従って延命治療を中止します」と言って，それが認められれば事前指示書の通りになるのかもしれません。そういう意味では法的な効力をもつ，というのは間違いではありません。ただ，実際問題，日常の診療でそんなプロセスをとることはまずありません（少なくとも私は経験がありません）。**つまり書類があっても，家族が納得しなければ意味がないのです。**

　BやCは先ほども述べたように，日本ではあまり問題にならないかもしれませんが，Bでは，例えば3人の子供がいて意見が食い違う場合，代理人が指定されていなければ，何かを決めるときに全員が賛同しなければならなくなります。またCでは，仮に長男が代理人に指定されていたとしても，長男が指定されているという事実を知らなかったりしたら「え……。自分が父さんの生死を左右するような決断を下すの……？」とその重圧に耐えられず，結局指示書に書いてることは遂行されない，ということもよく経験します。

A〜Cが完璧でも事前指示書が効果を発揮しないケース

　それでは仮に本来の目的の通り，A〜Cが完璧で，その結果としてDで事前指示書ができたとしたらどうでしょうか？　それでも話は簡単ではありません。

　Eはばかばかしいことかもしれませんが，せっかく作った事前指示書も，本人の状態が悪くなって救急外来に来たとき，あるいはICUで重大な決断を下すときに，金庫に大事にしまっていては意味がありません。家族がそれを病院に持ってきて医師に見せる，という行為が必要です。そんなことをいっても，例えば急に自宅で具合が悪くなって病院に来るとき，忘れずに持ってくるのは，結構ハードルが高いと思います。

　Fではせっかく代理人を指定していても，その人が不在であれば困ります。

そして G が最大の難関です。きちんとした事前指示書があったとして
も，医師が I 章で説明したような 3 ステージの概念を知らず，「どうしま
すか？　いま挿管しなければ亡くなりますけど，よろしいですね？」とい
う決断の重荷をすべて患者側に負わせるような尋ね方をしてしまう場合
（残念ですが，これは非常に多いと思います），それに毅然と「はい，父が
事前指示書に示した通りで，挿管しないでください」と言える家族はあま
りいないんじゃないか，と思います。

　つまり，A〜F が完璧であったとしても，最後の最後で医療者側のコミュ
ニケーションスキルがイケてなかったりすると，すべてがぶち壊しになる
場合もあるわけです。

　仮に A〜G の 7 つのそれぞれの項目が 1/2 の確率で起こるとすると，そ
れらすべてが完璧に起こる確率は 1/2 の 7 乗，つまり 0.78% です。ほと
んど不可能です。それは厳しすぎるので，一つひとつを 90% としてみる
と，0.9 の 7 乗は 47.8% なので，それでやっと半々です。かなり大甘に見
積もってもやっと半々なんです。これがどれだけ難しいことか，おわかり
になるでしょうか？

Ⅱ ACP について

05 | ACP の研究が示してきたこと

　事前指示書の限界がさまざまな研究で示されています[5-7]。自分が終末期に延命治療を受けたいかどうか，どこで最期を迎えたいかという会話を促すことで，事前指示書にしたためる割合は増加します。しかし，そういう人たちをさらに追跡して，実際に状態が悪くなったときに，事前に表明した意思通りの治療が受けられているかどうかをみてみると，残念なことに，驚くぐらいそうはなっていないのです。

　こういう研究はいくつかあるのですが，私が個人的に一番興味深いと思う研究を一つ紹介します。この研究では492人の患者を無作為に3つのグループに分けて，それぞれのグループに異なったタイプの事前指示書を渡しました。

　1つ目のグループは comfort-default AD，つまりあらかじめ「万が一のときにはできるだけ苦痛の少ない方法で，延命治療はしないでほしい」という項目があらかじめ選択されている事前指示書です。延命治療を希望する場合は，自分ですでに選択されているところにバツをつけて，「延命治療を希望する」に印をつけなくてはいけません。2つ目のグループは life extending AD，つまり逆に「万が一のときには，できるだけ生存期間を延ばすように，延命治療をしてほしい」と項目があらかじめ選択されています。そして3つ目のグループは standard AD で，どちらも選択されておらず，自分でどちらかを選択するようになっています。

　そうすると，苦痛のないような最期を迎えたい（延命治療は希望しない）を選択した人は comfort AD（63.5%）＞ standard AD（49.5%）＞ life

89

extending AD（37.5％）の順に有意に多かった，という結果になりました。
人はすでに何かを提示されている場合，その提示されているものをそのま
ま選択しやすくて，提示されたものを訂正して別のものを選ぶというのは
それだけハードルが上がる，というわけです。つまり，コミュニケーショ
ンの方法次第で（オプションをどう提示するか，によって）事前指示書の記
載内容（治療に関する決断）に影響を与えることは可能である，ということ
を示唆しています。

　問題はそのあとです。これらの患者をそのあと実際に終末期になるまで
追跡したところ，終末期に病院で過ごした期間，延命治療の有無，患者の
QOL，決断における葛藤，最期を迎えた場所，入院治療によるコストな
ど，3つのグループの間に差はありませんでした。つまり comfort AD を
選んだ人も，life extending AD を選んだ人も同じような割合で延命治療を
受けることになったのです[8]。つまり，せっかくコミュニケーションの仕
方を工夫して，事前指示書の記載内容に影響を与えたとしても（延命治療
は希望しない，と記載させたとしても）その決断内容は実際の治療には影
響しない（つまり AD はあまり意味がない），ということが示されたのです。

　結局，いろいろな介入をすることで，D までは到達できるのですが，一
番大切な G を達成することを示せた研究はほとんどありません。D をもと
に G を達成するのは，我々が考えていた以上にハードルが高いわけです。
ACP をする際には，ことさらに D が大切だと考えられてきたわけですが，
実はそうではないらしい，ということが最近になってようやく認識されて
きました。

　そうすると，「それじゃあ ACP なんてまったく意味ないんじゃないか？
話すのやめようよ」ということになりそうですが，私を含めて米国の緩和
ケア医はそのようには考えていません。元気なときから会話をしておくこ
とは非常に重要なのです。ただ，その方法論が間違っていただけの話です。
それでは，どのように ACP にアプローチしたらいいのでしょうか？

Ⅱ ACP について

06 もっと本当の意味での ACP では 人生観，価値観をシェアする

　日本の ACP の定義を示して，私はあまり好きではないとお話ししました。米国でも ACP の定義も含めていろいろと議論がされてきました。以下がその定義です[9]が，私はこちらのほうがしっくりきます。

> ACP is a process that supports adults at any age or any stage of health in understanding and sharing their personal values, life goals, and preferences regarding future medical care.

　日本の定義と比べて大きく違う点が 2 つあります。

　1 つ目は「at any age or any stage of health」，つまりこのプロセスは終末期に関してのみの話ではなくて，「大人であればどんな健康状態であっても」という点を強調していることです（小児はどうなるんだ？　というツッコミが入りそうです。たしかに小児でも重篤な病気を有しているケースはあるでしょうし，そういう場合は本人がこういった会話ができるのであれば ACP をしたほうがいいと思いますが，まあそれはちょっと横においておきます）。

　2 つ目は，話し合う内容は「values, life goals, and preferences regarding future medical care」，つまり自分の価値観，人生のゴール，治療に関する好み（決断）であるという点です。日本の定義が「人生の最終段階のケア」が話し合う項目として強調されているのに対し，米国の定義はそれも含めてはいるものの，より広い意味で本人の人生観，価値観を共有することが強調されています。こちらのほうが芯を食っています。この 3 行の短い定義に ACP のエッセンスがすべて詰まっていると思います。

　この点について，もう少し詳しく解説します。

91

II ACPについて

07 すべての会話は3ステージでアプローチする

1章で、肺がん患者が敗血症でICUで挿管されてる場面での会話（GOC）に3ステージプロトコルを用いてアプローチする方法を紹介しました。3ステージをよりわかりやすく理解してもらうために重篤な症例を示しました。

初めてこの3ステージの考え方を知った方も多いと思います。ただ、実は我々は今まで気づかないうちに、あらゆる場面で3ステージによるアプローチをしているのです。話をわかりやすくするために、がんを用いて話をします。それぞれの場面で3ステージの各ステージがどうなっているかを考えてみましょう。

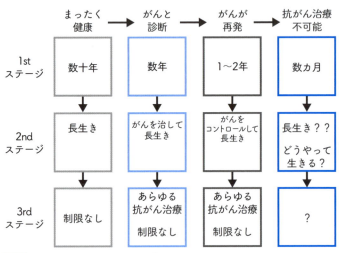

図　各場面での3ステージプロトコル

まったく健康なとき

　この図で「まったく健康なとき」というのは1stステージの予後は数十年の単位であるでしょう。大抵の場合，2ndステージの目標は「長生きする」（つまりsurvivalを延ばす）ことのはずです。そんなこと当たり前だから話もしませんけど。したがって何か具合が悪くて病気になって病院に来たとき，3rdステージとしては制限なしでできることを当然すべてすることになります。

がんと診断されたとき

　「がんと診断されたとき」はどうでしょう？　がんの種類によって1stステージの予後は少し短くなるかもしれません（ここでは仮に「数年」とします）。ただその時点でも2ndステージのゴールは，普通は「がんを治して長生き」でしょう。そんなこと当たり前だから話もしませんけど。したがって3rdステージではあらゆる手段（手術，化学療法，放射線など）を制限なしに使ってがんの治療にあたるでしょう。

がんが再発，転移したとき

　「がんが再発，転移したとき」も同じです。1stステージががんの種類によってさらに短くはなります（仮に「1〜2年」としました）が，ここでも2ndステージのゴールはほとんどの場合「がんをコントロールして（進行を遅くして）長生き」でしょう。大抵の場合，ここでもあまり話はしていないと思います（本当はしたほうがいいです。というか，してもらうのがこの本の目的なのですが）。したがって，3rdステージとしては，やはりあらゆる治療を制限なしに行うことになります。ケースバイケースではあるでしょうが，例えば敗血症になって血圧が保てないとか，肺炎になって自発呼吸が保てないという事態では（それでもまだ抗がん治療が可能，つまりfunctional statusが落ちていない場合は），迷うことなくICUに連れてきて挿管するのではないでしょうか？

93

抗がん治療がこれ以上不可能なとき

　「抗がん治療がこれ以上不可能」という状態になってしまうと，事情が変わってきます。こうなるとどんなに頑張っても 1st ステージの予後は数カ月あるいはもっと短くなります。そうすると，Ⅰ章で解説したように，2nd ステージとしてはそもそも「何が何でも長生きする」(つまり quantity of life)だけが目標でいいのか？　そうではなくて，その時間をどうやって生きるのか？　（つまり quality of life)を考える必要が出てきます。2nd ステージの作業として人生観，価値観を探る質問を投げかけて，その情報をもとに治療のゴールを設定して，それを達成する方法を 3rd ステージで医療者が中心になって考えて提案する，というのが 3 ステージのアプローチでしたね。

人生観，価値観に基づいたゴールを

　もう一度強調しますが，3rd ステージでどういう治療をするのがいいかを判断するには，2nd ステージの「人生観，価値観に基づいたゴール」という視点が絶対に必要なのです。これはⅠ章で詳しく説明した ICU での GOC の会話の例から明らかです。「抗がん治療が不可能」になるまでは 2nd ステージの目標は「長生き」が自然だったので，別にそれを意識していなくても 3rd ステージで何をやるかは自然と決まっていただけです。つまり，皆さんは知らないうちに 3 ステージプロトコルを実践していたわけです。

　これが，私が 13 ページでこういう会話にアドバンスケアプランニング（ACP)，goals of care (GOC)，serious illness conversation (SIC)，crisis communication といった分類をするのにあまり意味を感じないと言った理由です。どの会話も 3 ステージのどこかをやっているのに過ぎないと思います。便宜的にこの図の「まったく健康」「がんと診断」「がんが再発」のときの会話は ACP，「抗がん治療不可能」のときの会話を GOC あるいは SIC として，日常診療で使っていることが多いと思います（本書でもそのようにしています)。しかし，ACP とそれ以外をどこでどうやって区別

するか？ と聞かれるとはっきりと答えるのは難しいです。「健康，または安定した慢性疾患」での会話はACPというのはわかりますが，それではハイリスク手術の前に今後どうするかを話すのはACPではないのか？ 医療者が主導するのはSIC（あるいはGOC）か？ と言われるとそんなこともありません。よくわからないのです。ただ，この図をみたらわかりますが，「価値観，目標，優先事項の理解」という項目はどの場面にも含まれます。つまり，どんな場面での会話においても，これは欠かすことはできないのです[10]。

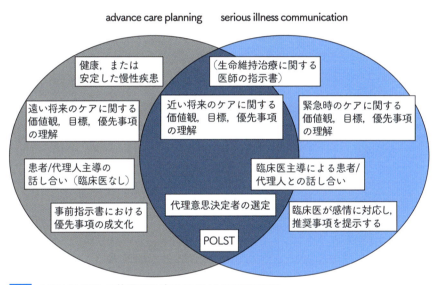

図 ACPとSICの共通項と違い（文献10を参考に作成）

II ACPについて

08 常に2ndステージを考える

　こう考えると，どうしてACPで事前指示書がうまく機能しないのかがよくわかります。

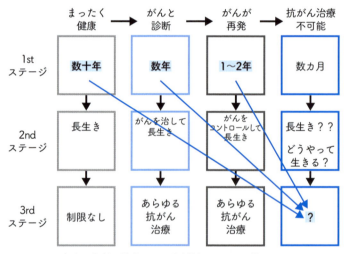

図1　事前指示書が機能しない理由

　ACPで事前指示書を作成する行為というのは「まったく健康なとき」「がんと診断されたとき」「がんが再発したとき」，**つまりまだ余命が数年〜数十年単位ある，まだ何の決断もする必要がない段階で将来の3rdステージの決断を求めているわけです**(図1)。これはそもそも不可能です。今まさに決断を下さなくてはいけない，というICUにおける場面でもできないものを，もっと前の段階で，しかも仮定の話で決断を下すなんてできるわけがありません。

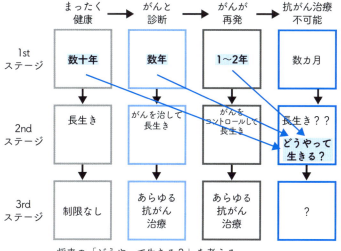

図2 ACPの目指すべき目標

　どうせやるのであれば，図2のように「どうやって生きる？」を考えるべきです。つまり将来状態が悪くなったときに2ndステージでどう考えるか？　を議論する必要があるのです。こちらのほうが事前指示書を作成するよりももっと現実味があります。

　ただ，そうはいっても，実はやっぱりこれも簡単な話ではありません。将来の架空の設定で自分が何を大切に思うか，というのを「いきなり」想像するのはできなくはないですが，やはりハードルは高いと思います。じゃあどうするか？

　いきなり将来のことを考えるのではなくて，それぞれの段階で「どうやって生きる？」という人生観，価値観を話し合うべきだと，私は思います。まず，現段階での「どうやって生きる？」を十分考えたうえで，そのうえで，将来の「どうやって生きる？」に思いを馳せる。今まではただ「長生き」とだけ考えていましたが，一歩引いて「どうやって生きる」ことに意味があるのか？　を考える。これが簡単だとはいいませんが，いきなり将来のことを考えるよりはだいぶ現実的だと思います。

　治療に関して決断する必要はなくて（事前指示書は考えなくていい），と

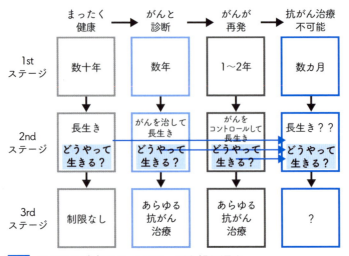

図3 あらゆる時点で2ndステージを繰り返す

にかく人生観，価値観をシェアするべきである，と私が考える理由はここにあります[11]。つまり図3のあらゆる時点（まったく健康なとき，がんと初めて診断されたとき，がんが再発したとき）で，3ステージのアプローチを考える，言い換えると2ndステージを繰り返し考えて周りとシェアすること，それこそがACP，人生会議であるということを，まず医療者が理解しなくてはいけません。

Ⅱ ACP について

09 ｜ 理想的な ACP の形は？

A．患者が自分の人生観，価値観をきちんと言える

B．自分の意志決定代理人を指定している

C．指定された代理人がそれを知っている

D．希望する治療を事前指示書の記載している

ここまでが本人が意識があるうちに起こってなくてはいけません。
そのうえで，

E．具合が悪くなって，本人が意思表示できないときに事前指示書が
　　手元にある

F．医師が代理人と話す

G．代理人が事前指示書に沿って，患者が選ぶであろう治療方針を選ぶ

　いろいろな介入により D までは到達できるけれども，D から G に行く
ハードルがものすごく高い，というお話をしましたが，理想的にはこれは
次のようになるべきだと考えます。

A'．患者が自分の人生観，価値観をきちんと言える

B'．自分の意志決定代理人を指定している

C'．指定された代理人（のみならず，できるだけ多くの周りの家族）が
　　それを知っている

D'．希望する治療を事前指示書の記載している

ここまでが本人が意識があるうちに起こってなくてはいけません。
そのうえで，

E'．~~具合が悪くなって，本人が意思表示できない時に事前指示書が手~~
　　~~元にある~~

F'．医師が代理人と話す

G'．代理人が事前指示書に沿って患者の人生観，価値観に沿って，患
　　者が選ぶであろう治療方針を選ぶ

　まず A'の「患者が自分の人生観，価値観をきちんと言える」というの
は，ACP において不変の，根幹となる，最も大事なポイントです。ここは
譲れません。そのうえで，B'，C'の意思決定代理人ですが，先ほども説明
したように，日本では仮に代理人を指定したとしても，その代理人がそれ
ほど大きな力をもつわけではありません。もちろん「もしものときは（3 人
の息子のなかで）長男のお前に頼むよ」ということを明確にしておくことは
それなりの意味はあるでしょう。ただ，それよりなにより，患者本人の価
値観が「代理人のみではなくて，（できるだけ多くの）周りの家族に」共有
されていることのほうが重要です。

　本人が病気になってなんらかの決断が必要なとき，本人から物理的にも
心理的にも遠くにいる家族ほど，近くにいる家族の決断に介入してくる，
ということはよく経験します（米国では" Daughter from California " syn-
drome なんていったりします）。同居している家族と密に会話をしてきた
医療者からすると，「せっかく話がまとまりかけていたのに」という感じ
で，あとから出てきた家族に対してネガティブな感情を抱きがちです。た
だ，その家族の気持ちもわからなくはないです。普段から近くにいて本人
の状態が悪くなってきているのを目の当たりにしていたり，普段から本人
と密に話しをして「私はもう十分幸せな人生を送ったから，今後何かあっ
たときは苦しまないで楽に逝きたいわ」といった思いを聞いていればまだ
しも，そういう情報なしにいきなり具合が悪くなったと聞かされれば，物
理的あるいは心理的に遠くにいる家族は本人の様子を肌で感じていないの
で，「できることを全部やってくれ！」と思うのはある意味当然です。「で

100

きることをすべてやる」というのは聞こえはいいですから，今まで疎遠だったとか，十分に親孝行してなかったとかいう引け目がこの発言に繋がって，皮肉にも，本人や本人から指定された代理人をかえって苦しめることになってしまう状況もよくあります。これらはすべて，**本人の思いが十分に周りと共有されていなかったことが原因です。**

これを避ける方法は2つです。1つは，**誰か1人を代理人に指定して，その代理人が残りの家族に何を言われても動じないくらい明確に，本人が自分の思いを伝えておくこと**です。ただ，これは代理人以外の家族が納得していなければ，代理人と残りの家族の間にいらぬ軋轢を生じさせてしまう可能性があります。もう1つは（もちろん代理人は指定してもいいですが，それに加えて），**本人がそれ以外の周りの人間にも自分の価値観を十分に伝えておくことです。こちらのほうがベターです。** そうすれば代理人とそれ以外の家族も同じように納得して決断を下せるでしょう。

………線の上の部分がACP，人生会議に当たります。そのうえで（ここが重要です），**事前指示書のことは忘れてしまってもいいと思います。** ここまで述べてきたように，この時点で治療に関してなんらかの決断を下す（つまり将来の3rdステージの決断を下す）のはハードルが高すぎるので，あえて考えなくても良いです。そして，本人が具合が悪くなって自分で意思表示ができなくなった場合，事前指示書という紙切れ1枚に書いてあることをもとにするのではなくて，**それまで積み重ねてきた会話によってシェアされている本人の人生観，価値観に沿って，家族（指定されているのであれば代理人でもいいと思います）が医療者と相談しながら，本人にとって最善の治療方針を選ぶ。** これがおそらく最も有効な理想的なACPとその活用だと考えます。

88ページでA〜Gが起きる確率を用いて，D〜Gがいかに難しいかを説明しましたが，D'とE'を削り，A'〜C'をひとまとめにする理想のACPができれば，それはおのずとG'の確率も上げることになります。これならできそうな気がしてきませんか？

II ACP について

10 なぜ ACP をしたほうがいいのか？
ACP は自分のため？

　ここまで ACP についていろいろと解説してきましたが，そもそもどうして ACP をしたほうがいいのでしょうか？　よく啓発動画などで「最後まで自分らしく生きるために」とか「自分の希望する治療，ケアを受けるために」という文句を目にします。

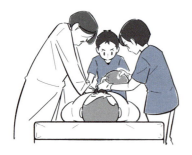 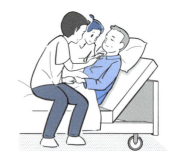

　もちろん，それはまったくその通りです。日本でも米国でも default は延命なので，ACP をまったくしなければ，人生の最期の瞬間は**左のイラスト**のようになることが多くなるでしょう。心臓が止まった瞬間に医療者が部屋に入ってきて（米国の急性期病院だと 10 人以上になることもあります），心肺蘇生（挿管や胸骨圧迫）を開始します。このイラストには家族は描かれていません。患者のそばにいることもできず，おそらくカーテンの向こうで不安な気持ちでいるのではないでしょうか？
　一方で，そういった延命治療は受けたくない，安らかな最期を迎えたい，という話がきちんとされていれば，**右のイラスト**のように静かな部屋で家族に手を握られながらそのときを迎えることになるでしょう。
　ここで，私は**右のイラスト**がよくて，**左のイラスト**が悪い，といってい

るわけではありません。私は個人的には右のイラストのほうが好みですが，それはあくまで私の価値観であって，すべての患者や家族がそう考えるべきだ，というのはおこがましいと思います。医療者は自分の価値観と患者側の価値観を分けて考える必要があります。なかには「最期の1分1秒まで病気と闘う」ことを大事にして，それを達成するために最期が左のイラストのようになることをわかったうえでCPRを選択する人はいます。それはそれでいいのです。人の価値観に正しいとか間違っているとかはないわけですから。

　問題は「最期まで闘う」ということが左のイラストのようになることがあまりわかっていないまま，それを選択する人が多いことです。「最期まで闘う」というのは聞こえはいいですから。患者側がどれくらいこの状況を理解するかは医療者側のコミュニケーションスキルによります。実際にそういうことが起こる，ということは医療者がしっかり説明しておく必要があるでしょう。

　結局何がいいたいかというと，自分が最期までどういう治療を受けるかをコントロールするのは結局自分しかいないのです。

II ACP について

11 | ACP が大切である真の理由は？ 「患者本人が家族に贈ることのできる 最大のプレゼント」

　ただ，私の偏見を言わせてもらうと，「最期まで自分らしく生きるために」とか「自分の希望する治療，ケアを受けるために」とかいうのはたしかに耳障りはいいのですが，あんまり芯を食っていないな（というか，それは理由の半分くらいかな）と思います。どうしてかというと，ACP が問題になるときは，自分はもう意思表示できないときだからです。つまり自分がどうなっているか自分で判断できないくらい，わけがわからなくなっているのです。なので，「自分らしく」というのはどちらかというと観念的な話になります。もちろんそれが大事でないとはいいませんが，正直私はあまりピンときません。患者に「あなたのために必要なことなんですよ」というロジックだけで ACP を推すと，仮に「縁起が悪いことなんか考えたくないし，どうせ死ぬ間際だけのことだし，そのときは自分はもうわからなくなってるんだから，わざわざそんなこと話さなくていいんじゃない？」と返された場合，私は「たしかにそうだな……」となんと言っていいかわからなくなります。

　ここで，以前経験したエピソードを紹介させてください。ある YouTube のライブ企画[12]で ACP について話をする機会がありました。ここで書いてきたようなことを説明していたのですが，視聴者の方からコメントが来ました。

> 「人生会議をしたうえで迎えた母の最期でしたが，いざ医師に決断を迫られたとき，母の言葉通り医師に延命措置をしない旨を父が話しましたが，今でもそれが正しかったのか，悩みます。
> 最期は母の希望通り自宅での看取りを馴染みの先生にしてもらい，そこで

ようやく開放された気がしました。残された人がどう納得できるか，覚悟をしておくことが大事だと思います。」

　これを見て，私は何気なく「素晴らしいじゃないですか！　良かったんですよ！」とコメントしました。だってそうですよね？　お母さんが表明していた意思を，残された家族の方がしっかりリスペクトしたわけですから。賢明な読者の方は気づいたかもしれませんが，「いざ医師に決断を迫られたとき」というのが，私は少し気になりました。私の意地悪な推測ですが，おそらくこの医師は3ステージプロトコルに沿って「なるほど，そういうお母さんであれば，延命治療はしないほうがいいですね」と提案するのではなくて，「延命治療をしますか？　しませんか？」という yes/no の質問をしたんじゃないか，と思います。そういった医師側のイケてないコミュニケーションスキルにも負けずにお母さんの意思を尊重された。だから素晴らしい，と思ったわけです。
　そうするとリアルタイムで返信コメントがきました。

「中川先生，ありがとうございます。そう言っていただいて，許された気がします。涙が止まりません。」

　私はこれを見て本当に驚きました。褒められていいくらいの完璧なACPがなされていたにもかかわらず，この方はそのときまで「あれで良かったのだろうか？」「許された気がした」と思うくらい，そしてそれを「良かったんですよ」と言われたら涙が止まらなくなるくらい，ずっと悩んでいたのです。

　このエピソードが示唆しているのは，**こういった終末期における家族の決断というのは，どれほど大きな重いプレッシャーを家族に与えるか**，ということだと思います。もちろん，もしかしたらこの例は極端な一例に過ぎないのかもしれません。しかし，遺された家族がなんらかの決断を下すときに，本人だったらどう思うのか，という本人の人生観，価値観を知っているかいないか，ということは非常に大きな影響をもち，そしてその「本

人だったらこう考えるから，これは間違った決断ではない」という安心感，あるいは「あれで本当に良かったんだろうか？」という後悔や不安は，その後，一生に渡って続く影響をもつといっても過言ではないと思います。これは先ほどの左のイラストでも右のイラストでもどちらでも一緒です。

人間は人生のどこかで，死について苦しまなくてはいけない

　緩和ケア医としていろいろな患者や家族をみていて，私は「人間は人生のどこかで，死について苦しまなくてはいけない運命にある」という考えをもつに至りました。生きている以上，この「苦しみ」から逃れることはできません。Ⅲ章でどうやってこのACPの会話をやりやすくするか，というスキルについて詳しく説明しますが，そういう工夫をいくらしたとしても，やはり「もしものときは……」ということを考えるのは楽しいものではないかもしれません。そういう意味ではACPは「苦しみ」です。ただ，まだ健康なときにその「苦しみ」を経ておけば，状態が悪くなったときや終末期になったときには「どうしたらいいんだろう？」と思い悩む苦しみからは解放されるのです。しかし，なんとなく話しづらいから，ということでその「苦しみ」を先延ばし先延ばしにしていると，状態が悪くなったときや終末期に，本人もそうですが，家族がもっと苦しむことになります。ここでいう終末期の苦しみというのは，疼痛とか呼吸苦とかそういう身体的な苦しみのことではなくて（それは薬剤でコントロールできます），家族の「本当にこれでいいんだろうか？」「呼吸器に繋がれたまま最期を迎えさせて良かったんだろうか？」という心理的な苦しみのことです。これを避ける唯一の方法は早期から話し合っておくことです。

ACPは大切な人に贈ることができる最大のプレゼント

　だから，私は「ACPは患者本人が家族や周りの大切な人に贈ることができる最大のプレゼントである」と考えています。仮に，家族と仲が悪くて，遺される家族を一生に渡ってどうにか苦しめたい，と思うのであれば，ACPはしないほうがいいでしょう。ただ，遺された家族をいくらかでも大

切に思っていて，何かしてあげたいと思うのであれば，財産を残したりとかそんなことを考える必要はなくて，自分のもっている価値観や人生観をシェアするだけでいいのです。それだけで，ものすごく大きなものを残していることになるのです。

しかし，このプレゼントを贈るほうも受け取るほうも，残念ながらその素晴らしさに気づいていません。だからまず医療者がACPの本当の意味を理解し，そのうえでACPという素晴らしい行為を知らずに見過ごしている患者と家族に促していく必要がある，と私は考えています。

医療者としてACPを患者に勧めるときは，「○○さん（患者本人）が最期まで自分らしく生きるのに大切だから」というよりも（もちろんそれもありでいいですが，さらに加えて）「これを話すことが○○さんの大切なご家族に大きなプレゼントをあげることになるから」ということを伝えることは医療者として非常に重要な意味があると思います。

Ⅱ ACPについて

12 | ACPはいつ始めるのがいいのか？

　結論から言うと，ACPを始めるのは早ければ早いほどいい，と考えています。たまに，「ACPはやる時期に気をつけなくてはいけない」「あまり早すぎてもいけない」という主張を目にしますが，私はその意見には賛成しません。

　これはおそらくACPの捉え方の違いから来ているのだと思われます。厚労省の定義のように，ACPを「人生最終段階の医療，ケアについて，本人が家族等や医療，ケアチームと事前に繰り返し話し合うプロセス」だと考えると（この下線の部分が問題です），それはすなわち，96ページの図で説明したように，「まだ決断が必要でない段階で，3rdステージの治療に関する決断を下そうとする行為」になるので，「まったく健康なとき」や「がんと診断されたとき」にはしなくてもいいでしょうし，しないほうがいいのかもしれません。しかし，ここに落とし穴があります。極言すると，ACPを始めるのに最も適当なタイミングを見極める，ということは不可能です。あとから振り返ったときに，「ああ，あのときに話しておけばよかった」と思うことはできます。でも現実には「もう手遅れ」「もっと早く話しておけばよかった」となるまでは，ずっと「まだ早い」んです。

　これはACPの定義に「人生最終段階の医療，ケアについて」という条件をつけるために生じる問題だと思います。ここまでで強調しましたが，ACPはその時その時の「どうやって生きる？」を考える行為です。そして，もし可能であれば将来の「どうやって生きる？」に思いを馳せる行為です。将来の医療，ケアについて話をする必要はありません。

　さらに言うと，こういう会話は早く始めれば始めるほど簡単です。遅くなればなるほど難しくなります。だから，簡単なうちからこの会話をより当たり前のものにしておくことによって，本当に必要なときに会話をしや

すくする，というのも大事な側面です。

　そう考えると，始めるのは早ければ早いほうがいいに決まっています。例外はありませんし，これに関しては私は異論を認めません。医療ではあまり「絶対」という言葉は使いません。患者に話すときに「絶対良くなります（よくなりません）」という言い方は避けたほうがいいと思います。ただ，私はこれには一つ例外があると思っていて，**ACP の会話を始めるのに早すぎるということは「絶対に」ありません**。どこかの予備校の先生ではありませんが，「いつやるか？」と言われたら，今です。

II 章文献

1) 人生の最終段階における医療・ケアの決定プロセスに関するガイドライン. https://www.mhlw.go.jp/file/04-Houdouhappyou-10802000-Iseikyoku-Shidouka/0000197702.pdf（最終アクセス 2024.7.20）
2) アドバンス・ケア・プランニング（ACP）｜医の倫理｜医の倫理｜医師のみなさまへ｜日本医師会. https://www.med.or.jp/doctor/rinri/i_rinri/006612.html（最終アクセス 2024.7.20）
3) Morrison RS, et al. JAMA 2021; 326: 1575-6. PMID: 34623373
4) Auriemma CL, et al. JAMA Intern Med 2022; 182: 682-4. PMID: 35467697
5) Korfage IJ, et al. PLoS Med 2020; 17: e1003422. PMID: 33186365
6) Mitchell SL, et al. JAMA Intern Med 2020; 180: 1070-8. PMID: 32628258
7) Gabbard J, et al. JAMA Intern Med 2021; 181: 361-9. PMID: 33427851
8) Halpern SD, et al. JAMA Netw Open 2020; 3: e201742. PMID: 32227179
9) Sudore RL, et al. J Pain Symptom Manage 2017; 53: 821-2.e1 PMID: 28062339
10) Smith AK, et al. J Am Geriatr Soc 2022; 70: 1358-60. PMID: 35253904
11) Nakagawa S, et al. J Am Geriatr Soc 2022; 70: 1895-97. PMID: 35332525
12) https://www.youtube.com/watch?v=XhVVvpjrJw8

III

実際に ACP について
どう話すか？

ここまで ACP が何か，どうして ACP が必要か，という総論的なことを議論してきました。

本書が今までの ACP に関する書籍と違うのはここからです。

この章では実際に ACP を進めるうえでの具体的なスキルを，どうしてそのスキルを使う必要があるのか，という理由付けをしっかりしたうえで，説明していきます。

Ⅲ 実際に ACP についてどう話すか？

01 | ACP を妨げるハードル どうやって会話を切り出すか？

　先ほど説明したように，ACPを始めるのは早ければ早いほどいいのですが，ここでのACPというのは，I章であったようなICUで今すぐ何かを決断しなくてはいけない，という状況ではなくて，もっと手前の状況を想定しましょう。

> 55歳女性，生来健康。2カ月前から右胸のしこりを自覚し，生検の結果ステージ2の乳がんと診断された。
> あるいは
> 65歳男性，高血圧と糖尿病で内科に通院中。新型コロナウイルス感染症で入院加療が必要となったが，治療により軽快し，明日退院。

　つまり，まったく健康で何も問題がないというわけでもないけど，まだ病状としては軽くて，普通に病気の治療を続けていく，という段階での会話です。先ほどの図（92ページ）でいうと左から2番目（「がんと診断」）くらいのイメージです。

　最初の一番大きいハードルというのは，どうやって会話を始めるか，ということではないかと思います。厚労省の調査でも「話のきっかけがわからない」が73.1〜79.2％もありました（79ページ）。「まだ患者は全然元気だし，終末期に近いわけでもないし，どうやって始めたらいいんだろう？」「万が一のことを話すなんて，患者を不安にさせるよな……」という声をよく聞きます。または，真面目な医師はACPを早く始めるのがいいんだ！　と勢い余って「今後状態が悪くなったときにどういう治療を受けたいですか？」と切り出したりすると，患者は「はあ……（どうしてこんなこと急に話すんだろう？）」となってしまいます。

112

これはⅡ章でも触れましたが，ACPを「人生最終段階の医療，ケアについて」の会話だとネガティブに捉えていることによって起こる問題です。まずこの認識を医療者側で変えなくてはいけません。ただ，それでも現在の「どうやって生きる？」から将来の「どうやって生きる？」に思いを馳せるときに，将来のネガティブな事態を考えなくてはいけないので，やはり切り出し方に躊躇してしまう，ということはあるでしょう。

　Ⅰ章のように，ICUで患者の状態が悪ければどうしても話さなくてはいけないので，会話を始めざるを得ません。しかし，まだそんなに具合が悪くないときは，別に無理に会話をしなくてもいいという状況で会話を始めようとするわけですから，「会話を始める難しさ」という点だけを考えると，ハードルがより高いかもしれません。初対面でやるのはもっとハードルが高いでしょう（時と場合によっては，それが必要なこともありますし，上手にやれば障害にはならないのですが）。ただ，**ACPの目的は，本人の人生観と価値観を知ることで，それはとりも直さず患者の「人となり」を知る**，ということです。それであれば，別に初対面でACPを始めても問題ないと思います。

　一番簡単なのは，その会話をnormalizeすることです。

> 「今回，**がんと診断されて**，今後治療をしていくわけですが……」
>
> （下線の部分は「がんの再発が見つかって」「心不全で入院されて」「新しく訪問診療医として」など，何でもいいです）

といったあとに

> 「そういう患者さんには**必ずしているお話があるんですけど**，よろしいですか？」

　このように，この会話自体が，みんなやっている当たり前のことなんですよ，普通のことなんですよ，ということを伝えてあげると，会話のハードルがだいぶ下がると思います。これは，こういう会話でよく使うスキルです。話題が変わるごとに，**これから何を話すのかをはっきりさせること**で，話がスムーズになります。

113

Ⅲ 実際に ACP についてどう話すか？

02 イケてない ACP の例

　Normalize することで，患者は何かしらの会話が始まるんだな，ということを理解しました。最初の関門を突破です。しかし，ここでよくある間違いが以下です。

イケてない ACP の例1
医師「○○さんの価値観って何ですか？」
患者「……」

　たしかに，人生観，価値観を探りましょう，ということを散々強調してきましたが，これでは質問が曖昧すぎて答えづらいです。こういう会話では自分を相手の立場においてみて，自分が言われたらどう思うのか？　自分が尋ねられたら答えられるのか？　ということを考える想像力が必要です。
　皆さんはいきなり「価値観って何ですか？」と聞かれて，答えられますか？　私は答えられません。「え？　それってどういうこと？」と聞き返すと思います。このように切り出すと患者はまず答えられません。「……」という答えが返ってくることがほとんどでしょう。

イケてない ACP の例2
医師「もしものときは延命治療を望みますか？」
患者「……」
医師「状態が悪くなったときにどういうケアを受けたいですか？」
患者「……」

114

これは強調してもしすぎることがないくらい，本当によくある間違い
で，非常に多くの医療者がこの間違いを犯しています。この短い質問のな
かに２つの間違いが入っているのですが，それが何かわかりますか？

　まず１つ目。Ⅱ章で強調しましたが，将来の特定の治療のことを決めよ
うとするのはものすごくハードルの高い行為であるのと同時に，決めても
あまり役に立ちません。例えていうと，１年後の今日の夕食に何を食べる
かを決めようとする行為に似ていると思います。寿司なのか，焼き肉なの
か，カレーライスなのか，そもそも，そんなこと決められない，というの
がまずひとつあります。

　もう一つは「もしものとき」「状態が悪くなったとき」というように，ネ
ガティブなことから話を始めているところもイケてません。これはかなり
重要なことです。人間誰しも，ネガティブなことなんて考えたくもないし，
ましてや話したくもありません。例えば，がんや心不全で加療中で自分の
将来にうっすらとした不安を感じている患者，なんとか前向きにポジティ
ブな気持ちを保とうと頑張っている患者，というのはこういうアプローチ
をされるとシャットダウンしてしまいます。「この先生，良くならないこと
ばっかり話すな」とか「良くしようとする気がないんだ」とか「もう諦め
ている」といったネガティブな印象を与えてしまい，信頼関係そのものが
壊れてしまうこともあるかもしれません。

イケてない ACP の例 3
医師「もしものときは延命治療を望みますか？」
患者「人工呼吸は嫌です」
医師「わかりました」

　これもよくあります。ネガティブなことから話すな，治療のことは話す
な，と言いましたが，なかにはこのように答えられる患者はいます。そう
すると，「よし，ACP 終了！　俺っていい仕事したんじゃね？」と思うか
もしれません。これは，実はイケてません。イケてるようにみえますが，
イケてません。なぜかというと，このように特定の治療に関する答えだけ

では応用が効かないからです。先ほど，1年後の今日の夕食は決められない，という話しをしましたが，もしかしたら決めることはできるかもしれません。仮に寿司と決めたとしましょう。でも，もしその日に寿司屋が閉まっていたらどうしますか？　美味しい焼肉店がオープンしたばかりでそちらのほうに行きたくなったらどうしますか？　つまりピンポイントで何かを決断しても，その決断は役に立たないのです。将来どのような状況になるかを予想することは不可能です。なので，ピンポイントで「人工呼吸が嫌」という情報だけでは，「じゃあ腎臓が悪くなっているけど，透析をどうするか？」とか「飲み込みが悪いけど胃ろうはどうするか？」とかいった質問には答えられません。さらに，呼吸が苦しくなったとしてもがんの進行による呼吸苦なのか，インフルエンザによる呼吸苦なのかで，同じ人工呼吸であっても意味合いはまったく違います。前者は人工呼吸は助けにならないでしょうが，後者はもしかしたら意味があるかもしれません。その可能性を「人工呼吸は嫌」と本人が言っていた，という理由だけで除いてしまっていいでしょうか？　これは事前指示書がそれだけではなぜ有効でないか，を思い出すとよくわかります。ACP では，その決断の背景にある理由を深く掘らずに答えだけがある状態では，いざというときにはまったく役に立たないのです。

Ⅲ 実際に ACP についてどう話すか？

03 | ACP で尋ねる 4 つの質問

じゃあどうするか？　何をどう尋ねればいいのか？　45 ページでは 2nd ステージのときに尋ねる質問として，以下のものを挙げました。

- 「今○○というお話をしましたが，それを聞いて今一番気がかりなことはなんですか？」
- 「本人はどんなことを大切にする人ですか？」
- 「本人にとって一番大事なものって何かありますか？」
- 「本人の生きがいって何ですか？
- 「○○さんはどういう性格の方ですか？」
- 「○○さんは元気だったときは，どういうことを楽しみにしていましたか？」
- 「今までこのように病状が悪くなったときのことを話したことはありましたか？　そのとき本人はなんと言っていましたか？」
- 「本人が今の状況を理解したら，なんて言うと思いますか？」

ACP の作業は 2nd ステージと同じだということは何度も強調してきました。なので 2nd ステージで使ったこういう質問を用いて人生観，価値観を探って行くのですが，尋ね方に工夫が必要になります。ただ，あまり深く考える必要はありません。まだ病状が悪くなっていないときの ACP で尋ねる質問は 4 つだけです。

①「自分が楽しみにしていることって何ですか？」
②「自分の生きがいって何ですか？」
③「今後状態が悪くなったときに，一番気がかりなことって何ですか？」
④「○○になったら生きていたくない（死んだほうがまし）という考えはありますか？」

　なぜこの4つの質問が大切なのでしょうか？
　人生というのは生きるか死ぬか，という白黒ではなくて，むしろ白から黒へ移り変わっていくグラデーションがあります。図は一つの例ですが，人生で大切なこと，どういうふうに生きるか，にはいろいろな段階があります。フルマラソンを走れることが生きがいだ，という人もいれば，毎週末のゴルフを楽しみにしている人もいるでしょう。もう歳だから家で自立した生活さえできればいい，と考える人もいれば，あるいは寝たきりでも頭がはっきりしていて意思疎通がとれればいい，という人もいれば，なかには心臓が動いてさえすればいい，という人もいるはずです。ここには正

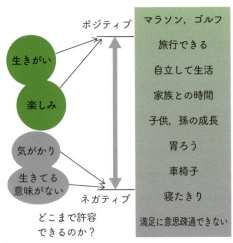

図　**4つの質問で上下の幅を探る**

解や不正解は存在しません。**ACPで人生観，価値観を探る，ということは，このグラデーションのなかで，上はどこまでを望んでいて，下はどこまでを許容できるのか，その眼の前の患者の上下の幅を探る行為だと，私は考えています。**

　この4つの質問を一つ一つ見ていきます。

①自分が楽しみにしていることって何ですか？

　人間誰でもネガティブなことは考えたくありません。まずは上のラインを探りに行きます。つまり，ポジティブなことから尋ねていきます。

　イケてないACPの例1で「価値観は？」という質問は良くない，という話をしました。曖昧でわかりづらいからです。「○○さんが大切にしていることって何ですか？」という質問をする人もいます。これも「価値観は？」よりはいいんですけど，それでも答えるのが難しいです。私が「大切にしていることって？」といきなり尋ねられたら，答えがすっとは出てきません。「えっ？　どういうこと？」と聞き返すと思います。聞き返さなくてはならないくらい具体的ではなく，それだけ答えづらいわけです。

　ACPの最初の質問は，より具体的で，より相手が答えやすい質問がいいと思います。私は日常診療でこういう会話を常にしていますが，「大切にしていることは？」に答えられない人はいても，「楽しみなことは？」に答えられない人ってまずいません。必ず何か答えてくれます。そしてその情報は上のラインを探る手がかりになります。

②自分の生きがいって何ですか？

　この質問は「楽しみは？」よりも少し深い質問になっています。英語では"What makes your life meaningful?"という質問を愛用しています。直訳すると「あなたの人生を意味のあるものにしているものは何ですか？」です。「何のために生きているのですか？」ということですが，日本語ではなんとなくしっくりきません。そういうわけで，言い換えると「何か生きがいってありますか？　それは何ですか？」ということになるのかなと思

います。「楽しみ」という答えやすい質問でポジティブなほうに意識をもっていって、そのうえで、「生きがい」という質問で、ポジティブをさらに深く掘ろうとしています。ただ「生きがい」というのは答えづらいかもしれないので、「生きがいって言われても……」という反応がきたら（こういう反応がくることはよくあります）、ここでなら（つまり「楽しみ」ということを十分話したうえで、「生きがい」という、もしかしたら堅苦しいかもしれないワードを使ったことで、前フリが十分効いていると思われるので）「○○さんにとって大切なことって何ですか？」というように質問を言い換えてもいいかもしれません。私の経験上、いきなり「生きがいは？」とか「大切なことは？」と聞いてもあまりいい答えは帰ってきませんが、このように「楽しみは？」で準備をしておくと、より実のある答えが返ってくることが多いです。

　私は小児の患者は普段診療していないのですが、患者が先天性心疾患や小児がんを患っている場合、小学校高学年くらいになったら、可能であれば ACP をしたほうがいいと考えています。ただ、その場合 10 歳前後の相手に「生きがいは？」「大切なことは？」と言ってもピンとこないかもしれません。その場合は、「将来何になりたい？（どんな職業につきたい？）」とかが、「生きがい」の代わりの、より深いポジティブを掘る質問になるかなと思います。

③今後状態が悪くなったときに、一番気がかりなことって何ですか？

　ここからネガティブな方向に行きます。「気がかりなことは？」というのはネガティブな方向の質問ですが、そこまでどぎつくありません。比較的自然に尋ねられると思います。問題は「気がかりなこと」と一口に言っても、（この会話をしている）「今現在」気がかりなことと、「今後状態が悪くなったときに」気がかりなことでは少しニュアンスが違ってくる、ということです。ここは先ほど説明した、今現在どう生きるか？　から将来のどう生きるか？　に思いを馳せる重要なところです。もちろん尋ねやすいのは前者の今現在の気がかりなことですが、本当に尋ねたいのは後者の今後

状態が悪くなったときの気がかりなことです。「今一番気がかりなことは何ですか？」と聞くだけで，患者のほうから「今後どうなるかが気がかりです」と言ってくれればそこから話を広げていけますが，そうでない場合は，こちらから能動的に「今後状態が悪くなったときに」という枕詞を添えて，そちらのほうに意識をもっていく必要があります。ここは一歩踏み込まなければならないので，尋ねるこちら側も緊張するところです。逆にいうと，**尋ねる医療者側は，この質問がネガティブな方向の価値観を尋ねる非常にセンシティブな質問である，ということを理解している必要があります**。無造作にこの質問をしてはいけません。ここは非常に難しいところなので，ひと工夫必要です。あとで詳しく解説します。

④「○○になったら生きていたくない（死んだほうがまし）という考えはありますか？」

これがACPの一番の鍵になる質問です。英語では" Is there any condition you would find unacceptable? "とか" Is there any state worse than death? "という言い方をします。ただ，これも日本語では表現が難しいです。「こうなったら生きていたくない（生きている意味がない）」というのは，言い換えると「死んだほうがまし」ということです。

さらに質問の意味も伝わりにくくて，相手から「はあ？」とか「どういうこと？」という反応がくることが多いので，そのときは私はすかさず次のような具体的な例を出して説明するようにしています。

「なぜこれを尋ねるかと言うと，患者さんは皆一人ひとり考え方が違うからです。

例えば，なかには『食べるのが生きがい』と考えるため『胃ろうで生きていくのは意味がない』という人もいれば，

『自立して生活できることが生きがい』と考えて『寝たきりになるくらいだったら死んだほうがまし』と考える人もいます。

さらには『寝たきりでも頭がしっかりしていればいいけど，満足な意思疎通もできなくなるようであれば，生きている意味がない』という人もいます。

○○さんはそういった考えってありますか？」

　これはネガティブな方向の最も深いところの価値観を探る質問で，これに患者がはっきり答えることができれば，118 ページの図のネガティブなラインをくっきり描けることになります。
　それで ACP は終了です。

　この質問が，I 章の ICU の GOC の会話での 2nd ステージでの質問には入っていないことに気がついたでしょうか？　私の個人的な感覚かもしれませんが，この質問はやはり状態が悪ければ悪いほど聞きづらくなります。特に「死んだほうがまし」というのはわかりやすいですが，どぎついですよね。例えば，まだなんの病気にもなってない人が友達や家族と ACPをするときは「ねえ，どうなったら『死んだほうがまし』って思う？」という質問はしやすいと思います。あるいは，本人が思慮深くて，周りに自分の考えを伝えるときに「私は寝たきりになって，他人にお尻を拭いてもらうくらいだったら死んだほうがましだわ」というのも，自然だと思います。ただ，周りから本人にこの質問をするときは，やはり注意する必要が

122

あります。私が患者に尋ねるときには，まだ全然元気なときでも，「死んだほうがまし」は怖いのであまり使いません。そういうことをオープンに話せるような患者のときにだけ，おっかなびっくり使います（でもほとんど使いません）。実際には，私が尋ねるときには「こうなったら生きていたくない（こうなったら生きている意味がない），ということはありますか？」という尋ね方をするようにしています。

　さらに，I章のICUでのGOCのように，死がすぐそこに迫っているような状況，つまり1stステージで「非常に重篤で，今後どれくらい良くなるか，非常に心配しています」とか「これ以上どんなに頑張っても助かる可能性はきわめて低い」というようなことをすでに伝えたあとでは，「こうなったら生きていたくない，ということはありますか？」という質問は，文脈的に合わないと思います（ここは異論を認めます。「そんなことないよ。普通に尋ねているよ」という人がいたら，教えてほしいです）。なので，私はそれ以外の2ndステージの質問を使って下のラインを探りにいきます。

Ⅲ 実際に ACP についてどう話すか？

04 | どの順番で尋ねるか？

　4 つの質問を紹介しました。私はこの質問を①→②→③→④の順番で尋ねるようにしています。これにはきちんと私なりの理由があります。

　イケてない ACP の例 2 でも指摘しましたが，ACP というと「もしものときは……」「万が一のときは……」というネガティブな質問から始める医師が非常に多いです。これはどうしてかというと，この質問の答えがあれば治療方針が決まるということを，我々は無意識に知っているからだと思います。「悪くなったら，苦しみたくない」とか「万が一のときは延命治療はしてほしくない」と患者が言ってくれることを期待しているからです。でも，このような答えはなかなかきません。「……」が大多数だと思います。

　「もしものときに<u>どういう治療が良いですか？</u>」はだめな質問で論外です。理由はわかりますね？　「治療」といってしまうと，これは 3rd ステージの質問になるからです。今やっているのは ACP，2nd ステージです。あくまで人生観や価値観について聞かなくてはいけません。一方で「<u>もしものときに，一番気がかりなことは何ですか？</u>」は非常に良い質問ではあります。それでも，これを最初にしてはいけないのです。「こうなったら生きている意味がない，という考えはありますか？」はさらにだめです。これは非常にディープな部分の価値観を尋ねる質問だからです。

ディープな質問は相手のことを十分に知ってから

　みなさんが，誰かと初めてデートをするときを考えてみましょう。合コンでもマッチングアプリでも，何でもいいです。とにかく，初対面で会話をするときを考えてみてください。その会話の一番最初の質問で，自己紹

124

介の直後に相手が「あなたの年収っていくらですか？」と尋ねてきたら，どう思います？　「この人，なんなの？」とドン引きしますよね？　今後，交際を始めたり，もしかしたら結婚するかもしれないという状況であれば，相手の年収は非常に大事な情報かもしれません（異論は認めます）。でもそれを最初に尋ねるのはデリカシーがなさすぎます。こういうディープな質問は相手のことを十分に知って，仲良くなって，そこで初めてそれとなく尋ねるべきだと思います。「もしものときは……」「万が一のときは……」，ましてや「生きている意味がない，という考えは？」をACPの最初に尋ねるのは，いきなり「年収は？」と尋ねるのと同じくらいデリカシーのない行為なのです。

ポジティブな情報がネガティブな情報をより際立たせる

ACPで一番知りたいのは，④「こうなったら生きている意味がないという考えは？」に対する答えです。これは多くの医療者がおそらく無意識に理解しています。ただ，多くの医療者が理解していないのが，そこに落とし穴があるということです。④を知りたいがゆえに，これを最初に聞いてしまうと，実はかえって遠回りになってしまうのです。なので，①浅いポジティブ→②深いポジティブ→③浅いネガティブ→④深いネガティブという手順を踏む必要があります。④を尋ねるには③が必要で，それには②が必要で，それには①が必要なのです。このアプローチが結局のところ一番の近道だというのが，私の考えです。

皆さんのなかには，「そんなことをいっても，なかには③や④の質問から始めても，それに答えられる人だっているじゃないか」と考える人がいるかも知れません。それはたしかにそうです。ただ，それでもやはり①や②の情報は必要です。どうしてでしょうか？　それは④の情報（例えば「寝たきりなら死んだほうがまし」とか「まともに意思疎通できないんだったら生きている意味がない」という情報）というのは，**それだけでは厚みをもたなくて，説得力に欠けるからです**。

例えば同じ「寝たきりなら死んだほうがまし」という情報でも，①や②の質問で「非常に活動的で，旅行に行くのが好きで，とにかく自分で身の

125

周りのことをするのが大切だと考えている」という情報が得られて、そのうえで「寝たきりなら死んだほうがまし」という情報があると、こちら側も「なるほど」と納得できます。より厚みがでて、説得力が強くなります。「まともに意思疎通できないんだったら生きている意味がない」も同じです。「最近は病気がちで以前のように散歩を楽しむこともできなくなっていたけど、子どもや孫が遊びに来るのを何よりも楽しみにしていた」という患者から「まともに意思疎通できないんだったら生きている意味がない」と言われたら、こちら側も「それはそうだよね」と思えます。

　スイカはそれだけで食べても甘くて美味しいですが、少量の塩をかけると、味覚の対比効果によって甘さがより引き立てられて、さらに甘く感じる、ということがあるのをご存知ですか？　ACPでの会話もそれに似ていて、①と②で得られるポジティブなほうの情報というのは、甘いスイカに振りかける塩のように③と④のキーになるネガティブな情報をより際立たせることになるわけです。

Ⅲ 実際に ACP についてどう話すか？

05 | ポジティブからネガティブへの転換 " Hope for the best, plan for the worst "

①→②→③→④の流れは，ご理解いただけたと思います。実際にやってみてもらうとわかると思いますが，この流れのなかで一番難しいのが②→③の部分，つまりポジティブからネガティブへ切り替わるところです。①，②はポジティブなことなので，基本的に会話はスムーズです。楽しい話題ですし，ちょっとした笑いがおきることもあるでしょう。ただ，③や④はネガティブな話題になるので，その部分で会話がスムーズにいかなくなることはよく経験されます。

ここで役立つのは" Hope for the best, plan for the worst " [1]というアプローチです。図のようにポジティブなことを話したあとに，その情報を使って，「そうですね，○○がずっと続くように治療を続けていきましょう」「ただ，○○だし……」。この○○に入れるのは何でもいいです。「年齢のこともありますし」でも「がんが再発する可能性もゼロではないので」でも。何もなければ「人生何が起きるかわからないから」でもいいです。とにかく，なんらかの理由を言ったうえで「もしものときのことも考えておいたほうがいいと思うんですが，いかがですか？」。

この" Hope for the best, plan for the worst "のアプローチを使うと，ネガティブな質問をするハードルがだいぶ下がって，②→③への移行がより自然になります。ここで注意が必要なのは，ただ単に「良くなることを望んではいるのですが，もしものときのことも考えておいたほうがいいと思うんですが」というフレーズを使っても，それだけではだめだということです。" Hope for the best, plan for the worst "のアプローチは，その前にポジティブなことを十分に話し合っている，という前提が絶対に必要です。それなしでこのフレーズだけを言っても，口先だけで耳障りのいいことを言ってるだけ感がにじみ出て，ものすごく薄っぺらく聞こえてしまい

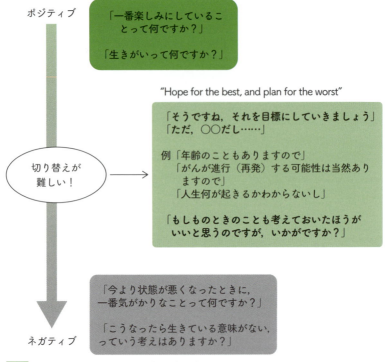

図 hope for the best, plan for the worst

ます。これでは逆効果で、かえって言わないほうがいいくらいです。①と②でポジティブなことを話すことで、たとえ短い時間でもそれなりの信頼関係が生まれます。それがものすごく重要です。

　先ほど「気がかり」を尋ねるときに「今現在の気がかり」よりも「今後状態が悪くなったときの気がかり」を尋ねるのが重要、しかしそれは非常に難しい質問であることを説明しましたが、このように十分にポジティブな話をして、土台を築いたうえで"hope for the best, plan for the worst"を使うことで、それが可能になります。

Ⅲ 実際にACPについてどう話すか？

06 どうやって話をふくらませるか？ フォローアップの3つの質問

　　ACPというのは人生観や価値観を探ること，それは上下の幅を探る行為だ，という話をしてきました。もう一歩突っ込んで話を具体的にすると，そのためにはみなさんが自分の頭の中で相手の生活を具体的にイメージできるということが必要です。それができれば，自然と上下の幅は決まってきます。ただ，「楽しみ」「生きがい」「気がかり」「生きている意味がない」という4つの質問だけでそれが達成できるのか？　というと，できません（図1）。「ACPは4つの質問だけでいいと言ったじゃないか！」というツッコミが入りそうですが，まあ，そんなに単純ではないのです。そこは勘弁してください。

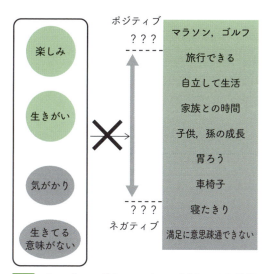

図1　オープニングクエスチョンだけでは人生観や価値観の上下の幅は決まらない。

私はこの4つの質問を，話のきっかけにするための**オープニングクエスチョン**とよんでいます。
　ここでもみなさんが初めてデートをするときに，相手との会話を考えて見ましょう（図2）。
　左側の会話は相手のことを知ろうとして，好きな漫画，映画，食べ物は？　といろいろなことを尋ねようとしているのはわかるのですが，残念ながら会話は弾んでいません。おそらく次のデートはないでしょう。これは質問がオープニングクエスチョンをチェックリストのように尋ねているだけで，一つ一つの話題（スラムダンク，タイタニック，ラーメン）が膨らんでいないからです。皆さんもこの会話がイケてないのはわかりますよね？　でもACPやGOCでの2ndステージの会話がこのようなイケてな

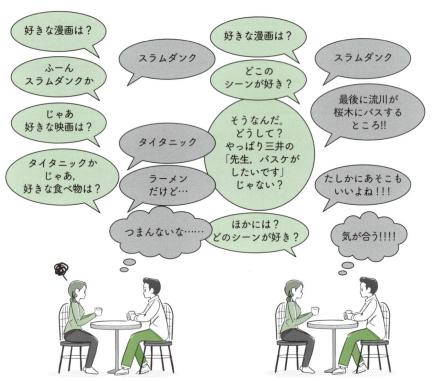

図2　初めてのデートで

いデートの会話になってしまっている場面は非常によく目にします。

　右側の会話はどうでしょうか？　これは一つのオープニングクエスチョン（漫画）に対して出てきた情報（スラムダンク）をもとに，「どこのシーン？」「どうして？」「ほかには？」といったような**フォローアップの質問**がされています。そのせいで話がどんどん弾んでいくのと同時に，相手の人柄や考え方をより具体的に掴むことができています。

　ACP（＝2nd ステージの会話）では，このフォローアップの質問が，オープニングクエスチョンと同じくらいに非常に重要です。フォローアップの質問は 3 つあります。Tell me more, Why?, What else? です[2]。一つ一つ見ていきましょう。

Tell me more　もっと詳しく教えてください

医師「気がかりなことは何ですか？」
患者「こんな病気になって元に戻れますか？」

　大抵の医師はここで「元に戻れますか？」という質問に yes/no の答えを返すか，フリーズしてしまい，そこで会話が途切れてしまうのですが，それではいけません。ここで tell me more を使います。

医師「元通りとおっしゃいましたけど，それはどういうことですか？　**もう少し**詳しく教えてもらえますか？」
患者「それは，毎日散歩したり，買い物に出かけたり……」

　この「もう少し詳しく」に対して出てきた「散歩」「買い物」という情報によって，相手の生活の様子がより具体的になりました。

Why?　どうして？

> 医師　「こうなったら生きていたくない，という考えはありますか？」
> 患者　「延命治療は嫌ですね」

　これはイケてない ACP の例 3 で出てきました。「延命治療は嫌」というのは良さそうな情報のように思えます。おそらく多くの医師がここで「よし，ACP 終了」と会話を切り上げると思いますが，間違いです。この情報（治療に関する yes/no という情報）だけでは応用が効かないので，もう一歩突っ込む必要があります。ここで使うのは Why? です。

> 医者　「なるほど，**どうして**そう思うのですか？」
> 患者　「だって先生，助からないんであれば，最後は苦しまないで逝きたいですよ……」

　ここで出てきた「助からないんであれば，最後は苦しまないで……」というのも，非常に重要な本人の価値観です。これがあるのとないのでは，いざというときの決断にものすごく大きな差が出てきます。「延命治療は嫌」だけでは情報としては不十分で，その背景にある理由を探るのが大切です。Tell me more のところで「元通り」という情報だけで満足してはいけないという話をしましたが，とかく我々医療者はこちらで勝手に考えて納得してしまう傾向があります。とくに医師は幼少時から受験で答えをいかに早く導くかということに特化した訓練を受けてきていますから，答えが得られたらそこで考えるのをやめてしまう，という傾向があると思います。

　トヨタ自動車では，何かトラブルがあると「なぜ？」を 5 回考えなさい，そうすると大抵の問題の真の原因にたどり着くから，と教育されるのは有名です。我々医療者も同じだと思います。さすがに 5 回も尋ねる必要はないと思いますが，わかったつもりにならずに「なぜ？」「どうして？」という質問を投げかけることは，相手の人となりをより深く理解するのに非常に役に立ちます。

132

What else?　ほかには？

> 医師 「気がかりなことは？」
> 患者 「もちろんがんが治ることです‼」

　このように言われると，「そんなこといったって，治らないから今この会話してるんだけどなあ……」とほとんどの医療者はフリーズしてしまうと思います。これはよくあります。ただ，ここで止まってはいけません。

> 医師 「なるほど。そうですよね。そのために頑張っているんですものね……。では**それ以外には**何か気がかりなことはありますか？」
> 患者 「そうですね……。元通りの生活ができるようになるのでしょうか？」

　楽しみなことや気がかりなことは，一つとは限りません。むしろ一つしかないほうがまれで，複数あるほうが普通でしょう。この例のように到底達成できそうにないこと（「がんが治る」）を言われたとしても，そこで怯んでしまうのではなくて，「それ以外には？」と尋ねることで，次のより現実的な情報が出てくることは非常によくあります。あるいは，なんらかのオープニングクエスチョンに対して答えが一つ返ってきたら，それで終わらせるのではなくて，それ以外には？　と尋ねることで，2つ目，3つ目の楽しみなことや気がかりなことが出てきます。そうすることで，本人の「生きがい」や「気がかりなこと」のなかでの順位づけができて，本人の人となりをより具体的に掴むことができます。

133

Ⅲ 実際に ACP についてどう話すか？

07 | フォローアップの質問は繰り返して使う

　　この 3 つのフォローアップの質問はそれぞれ 1 回使って終わりではありません。何回でも繰り返して，あるいは相互に交換して使わなくてはいけません。どのようにフォローアップの質問を使うのか，その例を提示してみます。

医師 「気がかりなことは？」
患者 「もちろんがんが治ることです‼」
医師 「なるほど。そうですよね。そのために頑張っているんですものね……。では**それ以外には**なにか気がかりなことはありますか？」
　　　（What else?）
患者 「そうですね……。元通りの生活ができるようになるのでしょうか？」
医師 「元通りとおっしゃいましたけど，**もう少し詳しく**教えてもらえますか？」(Tell me more)
患者 「それは，毎日散歩したり，買い物にでかけたり……」

　　最初の「がんが治ること」という現実的でない答えを What else? 「それ以外では？」で受けて，「元通り」という情報を引き出しました。ここで Tell me more を使って「散歩」「買い物」という情報が出てきています。ここまではまずまずです。
　　ACP では自分の頭の中で相手の生活を具体的にイメージできることが重要とお話ししましたが，どうですか？　この「散歩」や「買い物」というワードだけでイメージできますか？　ここでわかったふりをしてはだめです。私はまだイメージできません。なので，重ねて Tell me more を使ってみようと思います。

134

> 医師「なるほど。散歩というのは，毎日してるんですか？」(Tell me more)
> 患者「そうです」
> 医師「どれくらい散歩するんですか？　15分くらい？」(Tell me more)
> 患者「朝，起きたあと，朝食前に一人で，30分くらい近所の川沿いを歩く
> 　　　んです」

　この「毎日してるんですか？」「どれくらい？」というのも Tell me more です。
　買い物についても使ってみましょう。

> 医師「そうですか。さっき買い物とおっしゃいましたけど，具体的にはどう
> 　　　いうことですか？」(Tell me more)
> 患者「近所のスーパーにその日の夕食の買い出しに行くんです。」
> 医師「それは歩いて行ける距離にあるんですか？」(Tell me more)
> 患者「そうですね。歩いて10分くらいです。でも荷物が多くなりそうなと
> 　　　きは車を使ったりもします」

　この「具体的にはどういうことですか？」「歩いていける距離にあるんですか？」も Tell me more です。
　ほとんどの医師はオープニングクエスチョンの「気がかりは？」を聞くことすらしません。勉強してそれが大切だとわかっている医師は「気がかりは？」を聞きます。でも「元通り」という情報で満足してしまい，それが何かよくわかっていないくせに，わかったような顔をして，そこで「元通り」という話題を終わりにしてしまいます。非常にもったいないです。そうではなくて「元通り」に対して Tell me more を使うことで（ここでは5回使っています），同じ「散歩」でも夕方に誰かと一緒にではなくて，毎朝一人で川沿いを散歩する様子が，そして同じ「買い物」でもデパートでブランド品とか雑貨屋で小物を買うのではなくて，スーパーのチラシを見て夕食の買い出しに行く様子が，具体的に想像できるわけです。先ほどよりだいぶ解像度が上がってきました。

ここで Why? を使ってみましょうか。

> 医師 「なるほど，<u>どうして</u>それが気がかりなんですか？」(Why?)
> 患者 「それは……やはり自分で身の回りのことができる，ということは私にとって大切です」
> 医師 「なるほど，よくわかりました。今，がんが治ること，元通りの生活，ということが気がかりだということですが，<u>それ以外には</u>何か気がかりなことはありますか？」(What else?)
> 患者 「そうですね……子供のことでしょうか……」

「散歩」や「買い物」の具体的な情報だけでわかったつもりにならずに，Why? を使ったことで，キーになる情報（「自分で身の回りができることが大切」）が出てきました。そこで，「元通り」に関する情報は掘り尽くしたな，と判断して What else? を使って，ほかの気がかりなことを探りにいっています。ここで「子ども」という情報が出てきたので，これも Tell me more を使って探っていくことができます。

このように，フォローアップの 3 つの質問，Tell me more, Why?, What else? は一度使ったらそれで終わりではなくて，状況に応じて何度も繰り返したり組み合わせたりして使うことで，より効果を発揮します。それによって相手の生活をより具体的にイメージすることができ，人生観や価値観がよりわかり，図の上下の幅がより明確になっていきます。

こう言うと，「そんなの，こっちはただでさえ忙しいのに，そんなことまで話している時間ないよ」と言う声が聞こえてきそうです。ただ，文字に書き起こすとそう思われるかもしれませんが，実際に話してみたら，ここで書いた「気がかりなことは？」からのくだりはせいぜい 1〜2 分しかかからないと思います。また「『散歩』なら散歩というだけで十分，それが川べりだろうが公園だろうが，そんなの関係ないでしょ？」という意見もあるかもしれませんね。ただ，それも間違っています。やはりそういうところまで突っ込んで聞くことによって，話が盛り上がり，患者との心理的な距離が縮まります。患者側に「ああ，この人は私の話しを聞いてくれる人

136

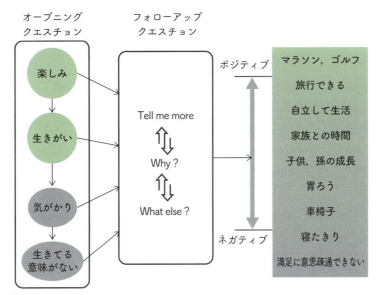

図 フォローアップの質問を繰り返して使うことで相手のイメージが具体的になり，上下の幅がわかる

だ」感が醸成されます。なので，私は「スポーツを見るのが好き」と言われたら「それは野球？　バスケ？　アメフト？」，野球であれば「応援してるのはヤンキース？　メッツ？」までは最低限聞きます。ときには「野球は見てないんですけど，メッツは今年は調子はどうですか？」とか「ヤンキースはタナカっていう日本のスーパースターを奪っていったから，僕は好きじゃないんですよね」というようなことも言います。音楽が好きと言われたら「どんな音楽？　ジャズ？　ロック？」「特に好きなミュージシャンはいますか？」という感じです。このようにフォローアップの質問を駆使して，特にポジティブなことを話しているときに笑いが起きたり，相手がニヤッとするような感じができたら，それはかなりイケてる ACP になっています。これが ❸ から ❹ のネガティブな質問に行くときの布石になり，❹ の「生きている意味がない」を聞く下準備になるわけです。

　これは GOC の 2nd ステージで会話をしているときも超重要になります。GOC の場合は 1st ステージで重い予後情報を伝えた直後なので，患

者側は涙を流したりして悲しくなっていることが多いです。ここでとかく医療者はネガティブなほうの質問（「本人だったら何と言う？」「こういう事態になったときのことを話したことがありますか？」）に集中しがちです。そのせいで，家族も今の重篤な状態でどうするか，というほうに意識が集中してしまいます。しかし，ここで「楽しみだったことは？」という質問をして，ポジティブな方向に意識をもっていくと，「家族と行った旅行」だったり「去年のクリスマスにダンスしたこと」だったりが思い出されて，それがもうできないということがより強く意識されることになります。この意味で，GOC の会話中に相手をニヤッとさせることができたら，その会話は最終的な結末がどうであれ，大成功であるといっていいと思います。

　逆に一つ一つの情報をどこまで詳しく掘り下げる必要があるか，と質問されることがあります。これは時と場合によると思います。もちろん時間があればいくらでも話すことはできるでしょうが，大抵の場合，我々の時間は限られています。一つの目安は 2nd ステージのところで説明したように，「得られた情報で相手の生活が具体的にイメージでき，治療ゴールの 3 つの方向性が決められる位の情報が得られるところまで」というのがあると思います。これは何度も ACP を繰り返すことで加減がわかってくるでしょう。

　もったいぶって説明していますが，なんのことはありません。ACP は読者のみなさんがデートのときにするように会話をふくらませるだけの話です。当たり前ですよね。デートで相手のことをより良く知ろうと思ったら，会話が弾む必要があります。**ACP は患者の人となりを知る作業なのです。**だから同じような会話が必要なのは，ある意味当然のことだと思います。学生や研修医を指導していると，おそらく友達や恋人たちとは普通に盛り上がる会話ができているはずなのに，患者や家族と話すときには，ピタッとオープニングクエスチョンを羅列するだけの冴えない会話になってしまうのは本当に興味深い現象だと思っています。

Ⅲ 実際に ACP についてどう話すか？

08 ACP は 1 回やったら終わり？ 「イベント」ではなくて「プロセス」

> 55 歳女性，生来健康。2 ヶ月前から右胸のしこりを自覚し，生検の結果ステージ 2 の乳がんと診断された。

　この患者と ACP を上手にやった結果，次のような情報が得られたとします。

- 本人は旅行が趣味で，国内外を問わずいろいろなところに旅行に行くのを楽しみにしている。年に 2〜3 回。最後に行ったのは半年前で，そのときは韓国を訪れた。
- 大学生になる長男を非常に誇りに思っていて，1〜2 月に 1 回ある彼からの電話が生きがい。
- 今回乳がんになっていろいろと不安があるが，やはりいちばんは家族。自分が具合が悪くなったら夫は大丈夫だろうか？　長男の今後の成長（結婚や孫）を引き続き見守っていけるのだろうか？　ということが心配。
- 寝たきりになって人の世話になるようなことは考えられない。そんなのは生きている意味がないと思う。

　これはかなりイケてる ACP です。なぜかというと，この患者がウキウキしながら韓国行きの飛行機に乗っているところや，長男と電話で話しているところが想像できるからです。そして，「寝たきりはいやだ」というネガティブなほうの価値観に説得力があるからです。これをカルテに書き残

しておくとものすごく役に立つと思います（夫や長男と共有できていれば，さらにいいのはいうまでもありません）。

ただ，これで終わりでいいでしょうか？　==ACPは1回だけの「イベント」ではなくて，繰り返して行う「プロセス」である==，というのがポイントです。こういう会話は何回か繰り返さないと意味がありません。人の気持ちというのは状況によって変わるのが普通だと思います。ポジティブなほうの境界が，図のように，健康なときはマラソンを走ったり，ゴルフができることを生きがいと感じていたのが，がんと診断されて「マラソンはもういいけど，来年旅行に行けたらいいな」と感じ，がんが再発したときに「旅行はもういいけど，家で自立して生活できればいいな」と感じ，さらにもう抗がん治療ができなくなったときに「自立した生活は難しくても，家族との時間が大切」と考える，こういう気持ちの移り変わりは自然だと思います。それでいいんです。

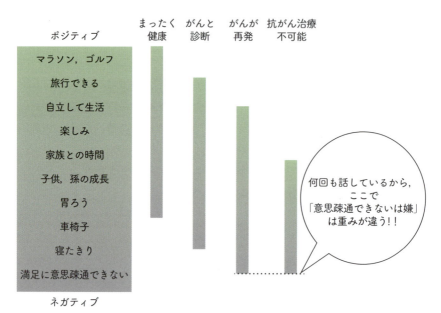

図　気持ちは状況の移り変わりによって変わる

一方，下のほうの境界に関して，健康なときには「口から食べれなかっ
たら意味がない」と考えていたのが，「食べれなくてもいい」に変わり，さ
らにがんが再発したときに「寝たきりでも意思疎通ができさえすればいい」
と考えて，それがこれ以上の抗がん治療が無理となったときでも「やっぱ
り意思疎通ができないのは譲れない」となった場合，この時点での「意思
疎通ができなかったら生きている意味がない」という情報は，そのとき初
めて聞くのと比べると重みがまったく違ってきます。**そこに繰り返してき
た会話による文脈が生まれるので，同じ情報でも説得力が格段に違うので
す。**

　事前指示書がうまくいかない理由がここにもあって，一度書類を作って
しまうと「終わってしまった感」が醸成されて，もうそのことを考えたり
話したりする必要がないと感じてしまい，そこで会話が止まってしまう，
ということが指摘されています[3]。

　理屈としては，気が変わるたびに書類を書き換えればいいのですが，そ
れは面倒くさいので現実にはハードルが高い作業です。繰り返して話す，
といっても頻度が問題で，別に毎日とか毎週とか毎月とか話す必要はない
と思います。でも折に触れて話すことは大切です。

　「折に触れて」というのは，臨床的な局面が変わる場合，例えば抗がん剤
の治療を始めるとき，何かの理由で入院が必要になったとき，退院したと
き，再発や転移がみつかったとき，などでしょうか。そういったイベント
がないときは半年ごととか1年ごととかというように時間で考えてもいい
と思います。

Ⅲ 実際に ACP についてどう話すか？

09 | ACP は誰がやる？

　ACP は繰り返して行う「プロセス」だという話をしましたが，ACP は誰が行うべきなのでしょうか？

　私はこの本で意識的に「医師」ではなくて「医療者」という書き方をしています。なぜかというと，緩和ケアは多職種で取り組まなくてはいけないものだからです。「医療者」には医師だけではなくて，看護師，ソーシャルワーカー，理学療法士，薬剤師などのすべての職種が含まれます。この本で論じているコミュニケーションも多職種でアプローチしたほうがいいですし，しなくてはいけません。ただ，そんなことをいっても，患者側が病状説明を求めるときはやはり医師が説明しなくてはいけないでしょう。それではコミュニケーションに多職種でアプローチする，というのはどういうことなのでしょうか？

　Ⅰ章ではコミュニケーションを 3 つのステージに分けて解説しました。1st ステージ「病状の説明」で予後の話をするときには，多職種からのインプットが重要であることは間違いないものの，医師がメインに話を進めるのが自然です。また 3rd ステージ「治療オプションの相談」で 2nd ステージで設定した治療ゴールをどのように医療に落とし込むか，には医師としての知識，経験，判断力が欠かせません。

　しかし，2nd ステージ（つまり ACP）で本人の人生観，価値観を探り，治療ゴールを設定する作業には，医師免許はまったく必要ありません。本来ACP というのは，病気になるずっと前から，患者が家族と話し合っておくべきことだと思います。本当は医療者の介在はなくてもいいのです。ない

142

ほうがいいといってもいいかもしれません。ただ，現実にはなかなか理想通りには行きません。79ページの厚労省の調査が示したように，7割近くもの人が終末期について話したことがないのです。

やはりなんらかの病気になって病院に来た時点から，医療者側が主導してACPを進める必要があると，私は考えます。患者が家族に最大のプレゼントを贈る手伝いをする，ということです。これは医師がやってももちろんいいですが，医師である必要はありません。看護師やソーシャルワーカーがやってもいいと思いますし，例えばリハビリをやりながら理学療法士がやったっていいと思います。

さらにいうと，ACPをやるにしても，①浅いポジティブ→②深いポジティブ→③浅いネガティブ→④深いネガティブのすべてを一度に尋ねる必要はありません。①→②を話すだけでも十分ACPになっています。そのうえで③，できれば④，といった感じで捉えて構いません。**この会話をできるだけ当たり前のことにする**，ということが大事です。本人が家族に自分の考えをシェアしづらいこともあるでしょうから，それも医療者のほうで主導すると良いと思います。家族を同席させたうえで4つの質問をしてもいいでしょうし，（患者が家族の前では話しづらく感じる場合は）患者と一対一で会話をしたあとに，本人に許可を得たうえでその内容を家族にシェアするとか，方法はいくらでも工夫できるでしょう。

そういう情報をカルテに記載したり，持ち帰ってチームに還元することで，医療者側がチームとして患者の人となりを認識することができて，提供するケアの質は必ずよりいいものになります。

私はこの手法を1章であったようなGOCの会話でよく使います。

例えば家族がたくさんいて意思決定が難しそうだとか，状況が込み入ったりだとかしている場合は，あらかじめ緩和ケアチームのソーシャルワーカーにお願いして家族と話してもらい，患者の人となりに関する情報を事前に集めてもらいます。あるいは，GOCの会話をして，3ステージを用いて説明したあとにソーシャルワーカーにお願いして家族と話をしてもらったりします。そういうときは，1stステージで聞いた予後情報が重す

ぎて家族が呆然としていたり，3rd ステージで話した治療に関することに意識が向いてしまったりしているので，家族の注意を 2nd ステージ，つまり本人の人柄，人生観，価値観に向けるようにしてもらいます。

　2nd ステージ（＝ACP）では，このように医師以外がやるほうが却ってうまくいくこともよくあります。医療は医師だけではできません。多職種によるチームとしてのアプローチが基本です。

Ⅲ 実際に ACP についてどう話すか？

10 以前の情報があるときは，その情報を利用する

それでは，2回目以降にやる ACP では何か気をつけることはあるでしょうか？　前回やったのが自分であれば，カルテの記載を見ることで，その会話を思い出すことができるでしょう。自分でなくても，139 ページのようなイケてる記載があれば，会話はしやすくなります。

---

56 歳女性。1 年前に診断された乳がんは化学療法＋乳房温存手術，および放射線療法により寛解を得ていた。今日は 1 年後の経過観察の受診で，検査では異常なし，という結果であった。

この状況で ACP をしてみることにします。基本的には手順は初回と同じです。まずは，会話を Normalize します。

「〇〇さんのように，がんの経過観察中の患者さんには定期的にしなくてはならないお話があって，ちょうど治療を始めてから 1 年なので，今日はそれをしたいのですが，よろしいですか？」

あくまで，これはルーチンの一部ですよ，という感じで話をするのがいいと思います。

1 つ目の質問は「楽しみにしていること」でしたね。

「〇〇さんが一番楽しみにしていることって何ですか？」

もちろんこれだけでもいいですが，せっかく前回の情報があるのであれば，それを利用してもいいわけです。例えばこんな感じはどうでしょうか？

145

> 「○○さんが楽しみにしていることって何ですか？　1年前に話したとき
> は旅行，と答えてもらいましたけど，この1年間がんの治療をしているな
> かで何か変わりありましたか？」

　あるいは2つ目の「生きがい」に関しても同様です。ただ「○○さんの
生きがいは何ですか？」でもいいですが，せっかくある前回の情報を使え
ば，もっとわかりやすいです。

> 「前回に生きがいを尋ねたときは，大学生になる息子さんの電話が生きが
> い，とおっしゃってましたけど，息子さんはがんの治療のことをだいぶ心
> 配されたんじゃないですか？　ほかに何か違う生きがいってできました
> か？」

　このスキルは③，④のネガティブな方向の価値観を聞くときにさらに有
効です。例えば，

> 「1年前にお話したときは，寝たきりになったら生きている意味がない，と
> 仰ってましたけど，やっぱり今も同じように感じますか？」

　④は聞きづらい質問である，ということは強調しましたが，この④の情
報がすでにあるのであれば，ハードルがかなり下がります。それを使わな
い手はありません。これがACPを繰り返して行うべきであるもう1つの
理由でもあります。

　ここに挙げた質問の仕方は一例に過ぎません。何でもいいのですが，手
元にある情報を有効に活用したほうが会話がスムーズですし，患者側も
「ああそうか，1年前はそう考えていたのか」ということを思い出して，よ
り有意義な会話になるでしょう。

III章文献

1) Back AL, et al. Ann Intern Med 2003; 138: 439-43. PMID: 12614110
2) Nakagawa S, et al. BMJ Support Palliat Care 2023; 13: 363-4. PMID: 37076260
3) Auriemma CL, et al. JAMA Intern Med 2022; 182: 682-4. PMID: 35467697
4) 人生の最終段階における医療・ケアに関する意識調査事業. 令和4年度人生の最終段階における医療・ケア
に関する意識調査報告書（令和5年12月）. https://www.mhlw.go.jp/toukei/list/dl/saisyuiryo_a_r04.pdf（最
終アクセス 2024.7.20）

column 02

コミュニケーションの上達のために

「緩和ケアで悪い知らせばかり 伝えていると嫌になりませんか？」

「緩和ケアで悪い知らせばかり伝えていると嫌になりませんか？」

この質問はよく聞かれます。結論から言うと，嫌になるどころか，非常にハッピーに毎日仕事をしています。

まず，大前提として，私は**「死は失敗ではない」**と考えています。もちろん死ぬよりは生きているほうがいいに決まっていますが，（何度も繰り返していますが）問題は「どう生きるか？」だと思います。ACPの4つ目の質問にあった「こうなったら生きている意味がない（こうなったら死んだほうがまし）」という状態になっても生かされ続けるのは，すべての人にとって正しいとはどうしても思えません。

人間の死亡率は100%です。死は全員に訪れます。なので，私のフォーカスは「生きるか死ぬか」ではなくて，もう治らないというときに「どうやって最期を迎えさせるか」ということです。こういうと，死を促すように聞こえるかもしれませんが，もちろんそうではなくて，それはイコール**「どうやって最期の瞬間まで生きるのを手伝うか？」**ということです。だから，昔の映画やドラマでよくある，医師が看取りのときに「ご臨終です」の後に足す，「我々の力が及ばず申し訳ありませんでした」というフレーズが私は大嫌いです。何かの医療ミスがあったのならともかく，病気が進行して最期を迎えたのに謝罪する必要ってないと思います。

医学部でも初期研修でも，皆が「病気を治す」「患者を良くする」ことに集中しています。もちろんそれはそれで非常に重要なことですが，その弊害として，病気を治せなくなったり，患者をこれ以上良くすることができなくなったり，という場面に遭遇したとき，多くの医療者は思考停止してしまいます。私自身もそうでした。講義でも教わっていないし，初期研修でそういったトレーニングを受けていないので，どうやって「もう治らない」ということを伝えていいかわからないし，どうやって痛みを取っていいかわからないのです（これは日米両方に当て

147

はまる現象ですが，特に日本でその傾向が強い，と私は考えています）。なので，そういう患者や家族の話をしっかりと聞いて，今起きていること（治らない，良くならない，ということ）をわかりやすく説明する，そして相手の話を十分聞いたうえで，どういう方針でケアを続けていくのがいいのかを説明する。こういうことって，外科手術と比べるともっと基本的で難易度も高くないことなはずなのに，患者や家族からは，とんでもなく感謝されます。緩和ケア医として受け取る感謝の量は外科医のときのそれとは雲泥の差です。（もちろんこれは，私が外科医としてまだ駆け出しでイケてなかった，というだけかもしれませんが）。

　特に興味深いのは悪いニュースを伝えたあとです。「もう治りません」「残された時間は数日〜数週かもしれません」という，最悪の内容を伝えるわけですが，その会話を終えるときに「このヤブ医者め，なんてひどいことを言うんだ！」とか「お前のせいだ！」というようなことを言われることはありません。ほぼ全員が「正直に話してくれてありがとうございます」という感謝の思いを伝えてきます。つまり**大事なのは伝える内容ではなくて，その伝え方なのだと思います。**
　こういうコミュニケーションがうまくないせいで治療方針がうまく決まらない場合，患者家族もそうですが，その患者をケアする看護師はものすごいストレスです。なので，それを助けることで，同僚の医師はもちろん，看護師からも非常に感謝されます。私は単純な人間なので，やはり人に感謝されることが素直に嬉しいですし，それができていることがハッピーです。

　これは私の偏見ですが「治す」「良くする」ということを医療の目標にすると，人は必ず死ぬわけですから，その目標は必ずどこかで失敗してしまうことになります。そうではなくて，病気になって具合が悪くなった人をどうケアするか，ということを目標にするほうがいいと思います。そのケアをするのに手術を専門にするのが外科医であり，ケモを使うのが腫瘍内科医であったりする。そうであれば手術やケモがその患者の助けにならないのであれば，それは専門家としての意見なだけであって，失敗でもなんでもないのですから，それができないことを悔しく考える必要ってないですよね？　このようにどうケアするか？　を目標にすると，緩和ケアのスキルであるコミュニケーションは，専門科に関わらずすべての医療者が身に着けなくてはいけないものであることも自明だと思います。

このように自分がハッピーだということをあまり強調すると，なんだか悪い
ニュースをウキウキしながら伝えているように聞こえるかもしれませんが，当然
そんなことはありません。昔は経験を積めば慣れるはずだ，早くその境地に到達
したい，と思っていましたが，大きな間違いでした。どんなに経験を積んでも，
「もう治りません」「残された時間は数日〜数週かもしれません」ということを伝
えるのに慣れるということはありません。緊張しますし，居心地が悪いです。で
も今はそれくらいがちょうどいいのではないか，と考えています。そんな重大な
ことを伝えるのに慣れてしまって何も感じないとすると，そちらのほうが問題だ
と思います。

　ですので，これを読んでいる読者の皆さんに，もし「いつになったら慣れるん
だろう？」と考えている方がもしいるのであれば，「そう考えているくらいでちょ
うどいいですよ」と伝えてあげたいです。

IV

こんなときどうするか？

これまでは 1st ステージ→2nd ステージ→3rd ステージから，ACP の実際のやり方まで解説してきました。これが基本の考え方ではあるのですが，こうすればすべてうまくいく……わけはなくて，実際の臨床ではいろいろな問題にぶつかるのは当然です。

この章では実際の臨床でよく遭遇するような問題，あるいは私が講演をしたときによく聴衆から聞かれる質問を中心に，応用編として議論してみたいと思います。

Ⅳ こんなときどうするか？

01 「私は死ぬんですか？」

1st ステージの**ポイント08**（26 ページ）で，予後の情報をどう伝える
か？　ということを解説しました。繰り返しますが，これはバランスが大
切です。あまりはっきりしないときに断定的すぎる言い方をするのも良く
ないし，はっきりしているときに曖昧すぎるのもよくありません。

　ここでははっきりしているときにどうやって伝えるか，ということを考
えてみます。Ⅰ章で使った設定です（12 ページ）。この設定はがんの末期で
もう化学療法はできない，敗血症になって挿管されて昇圧剤も始まってい
る，という状況でした。もう助からないのは明らかです。特定の数字は使
わないほうがいいので（26 ページ）・見立てとしては数日〜数週かなという
感じだとします。

　２分サマリーから始めて次のように説明したとします。

> 「ICU に来てから１週間，できることをすべてやってきましたが，改善の
> 兆しがありません。
> 人工呼吸器や昇圧剤を使用して，なんとか維持できている状態です。
> 大変申し上げにくいのですが，**このまま続けても助けることはきわめて
> 難しい**，と考えています」

　ここまではシンプルで，非常にわかりやすいです。最後の文言は「助け
ることはきわめて難しい」以外にも「亡くなる可能性が非常に高い」とい
う言い方でもいいと思います。問題はこの次です。こういった状況では次
のような質問がくることがよくあります。

152

> 「……どういうことですか？　夫は死ぬんですか？」

　これは非常に厳しい質問ですよね。びびってしまいます。ただ「質問にはシンプルに答える」の原則に戻ります。私が良く使うのは

> 「そうですね……。お別れの時間が近くなってきている，と考えています」

　「残された時間が短くなってきている」とかでもいいと思いますが，「お別れの時間が近くなってきている」のほうが個人的に言葉の響きがいいなあと感じます。

　「そうですね……」だけでもいいかもしれません。「……」は沈黙を表しています。沈黙は非常に有効なスキルですが，苦手にしている医療者は多いと思います。誰も何も言っていないと，居心地が悪くなってしまって何か話してしまう。大抵はいらない情報を。これは非常に良くないです。特に「死ぬんですか？」に対する答えというのは，1st ステージの山場になる非常に大切な情報です。患者側もそれを飲み込むのに時間がかかります。なので，あえて意識的に沈黙を作ることで，その時間を相手に与える。さらにはその情報が大事だと強調する効果も作れます。

　私がなぜ「そうですね……」だけで止めないかというと，それだけでは十分にこちらの言いたいことが伝わらないかもしれないからです。人間はみんないずれ死ぬわけですから，極端なことをいえば「死ぬんですか？」という質問に対する答えはもれなく「そうです」になります。問題はそれが起こるまでどれくらい時間がかかるか，だと思います。私は性格上，こういう会話のときにできるだけ曖昧さを排除したいのです。こちらは「数日〜数週」と思っているのに，患者側がそれを知らないのはフェアではないと考えます。「数日〜数週」が共通認識になっていると，2nd ステージ以降の作業がよりスムーズに進みます。ただ，これは非常に重い情報なので，伝える前に相手がそれを聞くつもりがあるかを確認しなくてはなりません。こういったことを考慮して，あえて「お別れの時間が近い」「残された時間が短い」という客観的な事実を伝えるようにしています。

> 「短いってどういうことですか？　どれくらい？」

　これにはどう対応したらいいでしょうか？　先ほど説明したように，こちらは「数日〜数週」と思っているわけです。待ってました，という感じで，間髪入れずに「数日〜数週です！」と返せばいいでしょうか？　そのようにする研修医をよくみますが，それも良くないと思います。こんなにセンシティブで重大な情報をそのように無造作に相手に投げつけるのはプロではないと思います。もっと気を使うべきです。

　人それぞれいろいろな対応があると思いますが，私は以下のように答えています[1]。

> ① 「お伝えしてよろしいですか？」
> ② 「正確なところは我々にもわかりません。ただ大まかな目安をお伝えすることはできます」
> ③ 「私はこの質問に答えるときは，数時間〜数日，数日〜数週，数週〜数カ月，数カ月〜数年，といった時間の単位でお答えします。」
> ④ 「〇〇さんの場合は……。そうですね……数日〜数週だと考えています……」
> ⑤ 「驚かれましたか？」

　①はまず相手がそれを本当に聞く心の準備があるかを確認しています。こう尋ねたら，「いや，やっぱり聞きたくないです。言わないでください」というケースはたまにあります。その場合は「お別れの時間が近くなってる」に基づいて 2nd ステージ以降に進むことになります。あるいは患者側が複数の場合，なかには聞きたくない人がいるかも知れません。聞きたくない人に情報を押し付けることは避けなくてはいけません。そういう場合はとりあえずその情報はなしで話を進め，全体の面談が終わったあとに希望する家族にだけその情報を伝える，ということをします。

　②は予後予測というのは確実なものじゃないですよ，という念押しです。③は相手がこの情報を受け取るための心の準備ができるように，「この

154

なかのどれかでお伝えしますよ」という意味で言っています。

④が一番大切なラインです。意図的に話すスピードを落とします。伝えたい情報「数日〜数週」の前後には十分な沈黙を置きます。

⑤は私はこういう重大な予後情報を伝えたときには必ず聞くようにしています。この言葉自体が Name（感情に名前をつける）の効果がありますし（31 ページ），さらにこれに対する反応で会話の方向性を図ることができます。大抵の反応は「驚きました……」です。この場合は感情が高ぶっているので，沈黙や NURSE（31 ページ）を使って，感情に対応する必要があります。ただなかには「いや，なんとなくわかっていた」という場合もあります。そういう場合は「それでは今後のことを話しましょう。と 2nd ステージに進むことができます。

これはひとつの例にすぎないので，必ずこのようにやりなさいというわけではありません。ただ私が言いたいのは，**「数日〜数週」という情報を伝えるのに，このくらいいろいろな気を使っている**ということです。

この例では家族が患者のことを尋ねてきています。本人に意識があって本人と話しているときは，会話のハードルがかなり上がると思います（本人に「私は死ぬんですか？」と聞かれるのは厳しいです。こちらの心拍数が上がります）。でも，基本的にアプローチは一緒です[2]。

「時間をどれくらい？」に対して「わかりません」とはっきり答えないやり方もよくみますが，私は好きではないし，ズルいと思います。本当に皆目見当がつかないのであれば「わかりません」でいいですが，そんなことあります？　「数時間〜数日」「数日〜数週」「数週〜数カ月」「数カ月〜数年」のどれになるか皆目見当がつかない，なんてことは実際の臨床ではほとんどないと思います。ある程度のあたりがついているのであれば，「正確なところはわからないのですが」と前置きをしたうえで，それをシェアするべきです。

「どうしてそれを尋ねるんですか？」という返しは，時と場合によります。いきなり何の脈絡もなく，「私は死ぬんですか？」と尋ねられたら，まずどうしてそれを尋ねるのか？　を探らなくてはいけません。なので「ど

155

うして？」以外はアウトでしょう。でも，1st ステージで 2 分サマリーで状況を説明して，「これ以上，化学療法はできない」とか「お別れの時間が近くなってきている」とかいう説明をしたという文脈で，患者の「私は死ぬんですか？」に対して「どうして？」はおかしいですよね？　私が患者だったら「お前がそう言っているからじゃないか！」と思います。「どうして？」で患者の心配していることを探る，というのは大切です。でも，**患者が本当に「死ぬんですか？」とか「後どのくらい？」とかいう疑問を投げかけてきているときに，「どうして？」でお茶を濁して質問に答えない，というのはズルくて，プロではない**，と私は考えます。

Ⅳ こんなときどうするか？

02 「本人には言わないで」

　1990年代は日本でも病名告知率はまだまだ低かった（15％前後）ですが，そこから2010年にかけてゆっくりと上昇し，2016年の調査では94％まで到達しました[3]。余談ですが，山崎豊子原作の「白い巨塔」で主人公の財前先生が末期のがんになったとき，原作の小説（1960年代後半）では本人には告知されなかったのは当時の慣習として普通だったのでしょうが，2003〜2004年に放送された唐沢寿明主演のドラマでは，大学病院でも告知されていませんでした（正確に言うと，本当は末期がんなのに初期のがんと伝えていました）。結局，大学病院を去った里見先生のところへ行って真実を聞きます。もちろん，原作をリスペクトしてそこから外れないようにという配慮があったのだと思いますが，「この時代に大学病院で教授を相手にそこまでして病状を隠すかね？」という違和感を抱いたのを記憶しています。

　2024年の現在では，日本においても本人への告知は一般的になっているのではないでしょうか？　しかし，日本のなかでも住んでいる場所によっては，家族から「本人には言わないで」あるいは「あまり詳しく話さないで」というリクエストがあるかもしれません。実際，講演したときに聴衆の医師から「どのように対応するべきか？」「本人にどこまで詳しく話さなくてはいけないのか？」という質問を受けたことがあります。胃がんを胃潰瘍と告げる，というような病名までを隠すようなケースはさすがにあまりないと思いますが，どの程度詳しく伝えるのがよいのか（例えば先ほどの予後でいえば，時間の目安まで伝えるべきなのか）？　は悩ましい問題です。

　私は米国で診療をしているので，米国のスタンダードでいくと，原則的には本人に告知します。ただ，本人が知りたがってないのに情報を押し付

157

けることはあってはいけないので，あらかじめ本人にどれくらい情報を知りたいのか確認が必要です。

　ここでも ACP を始めるときに使った normalize するスキルが役立ちます。

> 「これって，私の患者さん皆さんに尋ねるようにしてるんですけど」

と前置きして

> 「○○さんは，ご自分の病状についてどれくらい知りたい，と考えていますか？」

ポカン，とされたときには

> 「どうしてこんなこと尋ねるかというと，いろいろな考え方の患者さんがいて，なかには自分のことだから当然全部聞きたい，っていう人もいれば，そうでなくて『面倒だから家族と話してください』っていう人もいるんですよ。だから○○さんはどうかな，と思いまして」

といった付け加えをするようにしています。

　よくあるのは，その normalize の質問をする前に，家族が医療者側に「本人に話すな」と言ってくるケースです。この際は，まず何が心配なのかをその家族に尋ねます。彼らの心配は「希望が失われてしまう」とか「鬱になって諦めてしまう」とかいうことが多いです。まず，家族が感情的になっていることが多いので，「そうですよね，そういうことは心配になりますよね」(Name)「お母さんのことを本当に大切に考えておられるのですね」(Respect)などの NURSE を使って感情に対応したうえで，こういった会話を避けることが不安を煽って逆効果になること[4]が研究で示されていることを説明します。一般的にいって，「何が起きているかわからない」というのは，「悪いことを知っている」よりもずっとつらいことです。特に患者自身が調子が悪いとかどこかが痛いとかで，「何かがおかしい」と感じているならなおさらです。まずそれをしっかり説明します。そのうえで，「意識

158

がはっきりしている患者本人がどうなるのかを知りたがっているときには，それをないがしろにすることはできない」ということを説明して，可能であれば一緒に患者のところに行って，先ほどの normalize の質問をして，家族の目の前で患者の意向を尋ねるようにします。こういった原則に則った対応で大抵のケースはなんとかできます。

　問題はそこから外れるケースです。例えば家族が「本人がそれと察するから，その normalize の質問すらしてくれるな」という場合。こういうのはケースバイケースで対応します。私は医療のプラクティスというのは，それを行う場所と文化で大きく変わる（変わっていい）と考えています。同じ高血圧の治療でも，リソースがふんだんにある先進国と，そうではない東南アジアやアフリカの国ではアプローチが変わって当然です。延命治療の withdraw にしたって，米国では普通に行われているのに，日本では違います。同じ日本のなかでも東京の大病院と地方の病院ではこういったプラクティスが多少変わるのは当然だと思います。そんなものなんです。ニューヨークは特にいろいろな文化背景の患者家族がいるので，米国のスタンダードはもちろん意識しつつも，彼らの文化，考えにはできるだけ寛容に対応しようと思っています。なので，上記のような家族の場合は患者さんのところに行ったときに，「具合どうですか？」といったルーチンの話をしたあとで

「何が一番気がかりですか？　どんな質問がありますか？」

というニュートラルな質問を投げてみます。これに対して「私はこれからどうなるの？」とか「私の病状はどうなっていますか？」という質問が本人からきたら，これはもう逃げようがありませんので，家族に先ほどと同じ説明（本人がリクエストしているなら拒否できない）をします。ただ，本人が「特に心配ないです」とかであれば

> 「○○さんの病状はご家族に説明して，ご家族といろいろ決めていきたいと思いますが，よろしいですか？」

と聞いて，反対がなければ本人からの了承を得たということにして，後は家族と話すというアプローチをとることはあります。このアプローチは本人が本当にまったく何も気づいていないことってあんまりないだろう，という前提に基づいています。実際病院に入院したり，だんだん元気がなくなったり，痛みがあったりすると，「何か良くない」ということは本人もある程度わかっているはずです。そのうえで「何も気がかりがない」ということは，知るのを怖がっている，知りたくない，というサインと捉えてもそんなに間違ってないだろう，という考えです。

　これは臨床状況にもよります。例えば本人はヨレヨレで，全身の転移性がんで末期ということがわかった。いずれにしても化学療法も何もできない。予後はおそらく数日。家族はみんなわかっていて，本人を苦しめたくないので，知らせたくない。とにかく安らかに最期を迎えさせたい。仮にこういう状況であれば，「時間はあと数日です」という情報を本人に知らせるのと知らせないのとで，どういう違いが起こるか，ということも考慮しなくてはいけません。知らせることで得られるメリットは，本人が「私はいい人生だった。今までありがとう」というようなことを家族に伝えて，人生のクロージングができる，ということだと思います。これはこれで非常に重要だと思いますし，個人的にはそちらのほうが好きでもあります。でもすべての人が必ずしもそのように受け止められるとは限りません。なので，先ほどのアプローチ（「何が一番気がかりですか？」→「ご家族とお話ししますね」）をより取りやすくなりますし，それはそれでありだと思います。

Ⅳ こんなときどうするか？

03 「ICUで外科手術後の患者。術後4週が経過。もうどうみても救命できそうにないのに外科医の意向が強すぎて，家族との話し合いを始めることすらできない」

　米国でもよくあることで，私もよく経験します。外科医の先生たちは術前に患者と話をしたうえで，それこそ自分たちの命を削るような思いで手術をしたわけですから，術後の経過がうまくいかなくてもなかなか簡単に諦められないという心理は，私も昔外科医だったのでよくわかります（ただ，この術前の会話が，リスクを羅列するだけで必ずしも事の重大さが伝わっていない，本当に大切なことが十分に議論されていない，といった具合に，会話自体に問題があるということは研究で指摘されています[5]）。

　これは非常に難しい問題で，一朝一夕には解決しません。術後の経過がうまくいっていないときは，彼らだって苦しいわけです。もっというと，これは外科医に限らずほかの科（例えば，がんを治療する腫瘍内科医）にも同じようなことがいえます。

　私は緩和ケア医でコンサルタントなので，途中から入ってきて，患者の様子を見て「なんでこんな助かりそうもないのにICUでフルコースを続けているんだろう」とか「もうこんなにヨレヨレになっていて，歩くのもやっとで，食事もできていない状態で，抗がん剤やったって効くわけなくない？」と思うことは正直あります。でもそれはコンサルタントという比較的責任の軽い立場だから言えることであって，その患者の最終責任者である外科医や腫瘍内科医が同じことを言うには，想像を絶するような葛藤があることを我々は理解しようとする必要があります。

　私の尊敬する米国の緩和ケア医，Dr. Meierの書いたエッセイ[6]にも主治医の葛藤について記されています。腫瘍内科医が，転移性肺がんの患者に

161

いろいろな抗がん治療を使って治療をしてきましたが，がんが進行して脳転移をきたしてしまいました。抗がん剤の髄腔内投与をしようする腫瘍内科医に対して，Meier 先生は内心「そんなの意味ないんじゃないの？」と思いながらそうは言わずに，「その治療はどのような効果があるのですか？」と尋ねました。腫瘍内科医は逡巡したあと，「助けにはならない。それはわかっている。でも私は患者に，私が見捨てたと思ってほしくないんだ」と言ったというエピソードです。「なんらかの手技，手術，治療を続けることが諦めていないというサインになる（＝つまり続けることが善である）」という感覚は，日米を問わず医療者側に刷り込まれているのではないかと思います。

　ちなみに，このエピソードで Meier 先生が使った「内心違うと思っているが，わからないふりをして尋ねる」というのは非常に有効なスキルで，私もこういう場面でよく使います。もし Meier 先生が「髄腔内投与なんて効かないですよね？　やらないほうがいいんじゃないですか？」と語っていたとしたら，それが仮に正しい指摘だとしてもうまくいきません。なのであえて頭の悪いふりをして「これはどういう効果があるのですか？」「その効果が出るのにはどれくらい時間がかかるのですか？」「なるほど，2〜3 週はかかるのですか。ということは実際問題として，患者が自宅に帰れる可能性はかなり低いですよね？　それは伝えた方がいいですよね？」といった感じで主治医と伝える内容の擦り寄せをしたりします。日本では事情が違うかもしれませんが，私は**患者，家族だけでなく，それを治療する医療者側にもサポートを与えるのが緩和ケア医としての役目**だと教えられました。術後の症例で緩和ケアにコンサルトがきたときには，こういうことに気をつけながら密にコミュニケーションを取り，外科医，ICU チーム，家族にサポートを与え，全体の苦しみが少しでも減るように努力しています。

　米国でも多くの場合，主治医の意向が強く反映されて，家族がそれに従うことが多いです。しかし，なかには家族のほうから「もうこれ以上見てられないから」と言って，人工呼吸などの withdrawal をリクエストしてくることはあります。そういう場合は外科医のほうにも事情を伝え，彼らにもサポートを与えつつ，withdrawal のプロセスができるだけ円滑に行くようにするのが緩和ケア医の仕事です。

Ⅳ こんなときどうするか？

04 「3ステージのアプローチは理解できる。でも，そんなのやる時間がないよ」

　これはよく聞かれます。「特に 2nd ステージで相手のことを細かく尋ねるのなんて無理……」。ですよね。たしかにその通りです。でも時間がなくても，3 ステージのアプローチを使わないとより遠回りになります。保証してもいいです。

　私の経験を一つシェアします。「はじめに」でも書きましたが，2020 年4 月にニューヨークがコロナで大変なことになったとき，私は ER でチームを率いて患者を診ていました。とにかく患者が溢れかえって大変でした。家族は付き添えないので，病院の入口で患者と別れます。2，3 日前までは普通に生活していた高齢者が，コロナに罹って急激に悪くなり，命が危険な状態になります。最後に顔を見たときにはまだ大丈夫そうだったのに，今まで会ったこともない医者から電話がきて「命が危ない」と告げられ，それこそ生死にかかわる治療方針を決める会話を，対面ではなくて電話でしなくてはならないのです。とんでもないことです。

　90 歳くらいの女性が，もともと転移性肺がんでヨレヨレだったところに，コロナにかかって呼吸苦で ER にやってきました。もう助からないのは確実です。ER のレジデントが私に泣きついてきました。「中川先生，この患者は挿管されるべきじゃないし，心肺蘇生もしてはいけない。でも息子さんと 1 時間近く話しているのに，彼はわかってくれない。なんとかしてください !!」

　相手はスペイン語だったので，通訳を使っての会話でしたが，今でも鮮明に覚えていますので，以下に再現してみます。

163

私	「息子さんですね。お母さんの状況は説明を受けましたか?」
息子	「わかってます。とにかくできることをすべてやってください!!」
私	「あのですね……。大変申し上げにくいんですが,お母さんはもともとのがんとコロナの肺炎のせいでものすごい具合が悪くて……。もう我々が何をどうやっても助けることはできないんです……」
息子	「……」
私	「驚かれましたよね……。何が一番気がかりですか?」
息子	「母は苦しいんでしょうか?」
私	「そうですよね。それが心配ですよね……。それでは,とにかくおくすりを使って,痛みや苦しさがないようにして,安らかに最期を迎えさせてあげるのがいいと思います……。いかがですか?」
息子	「……わかりました……」
私	「機械やチューブに繋いだり,ということはしないほうがいいと思います。」
息子	「わかりました……。お願いします……」

　このケースではとにかく 1st ステージの予後の文言をできるだけクリアにしました(「何をどうやっても助からない」)。2nd ステージは「何が心配ですか?」という質問をして,相手側から苦しくないかどうかを心配しているという情報を得たのをきっかけに,ゴールを「とにかく苦しまないように」という完全緩和の方向に定めて,そのうえで 3rd ステージの提案をしています。

　私はレジデントの会話を聞いていなかったので,はっきりはわからないですが,おそらく彼女が 1 時間近くかけていた会話はこんな感じだったのではないかと推測します。

164

> レジ① 「お母さんはもともとのがんとコロナで非常に具合が悪いです。人工呼吸を使いますか？　心臓が止まったら心肺蘇生をどうしますか？」

あるいは，こうかもしれません。

> レジ② 「人工呼吸や心肺蘇生をしても助からないのでやらないほうがいいです。よろしいですね？」

　①は「人工呼吸を使いますか？」という yes/no の質問をしているので，家族が no と言わなければいけない，つまり，決断するという重荷を家族に背負わせることになってしまっています。②は「やらないほうがいい」と言ってはいますが，2nd ステージが抜けているのでただの誘導になってしまっています。これは太陽と北風でいうと，もろに北風のアプローチです。（207 ページ）

　一方，私のアプローチは時間がなかったので，非常に簡略化した形ではありましたが，きちんと 3 つのステージを経ることで（特に 2nd ステージで「苦しまない」というゴールを明確にしたことで）そのゴールならこうしましょう，という文言が提案になって，スムーズに受け入れられています。これにかかった時間は 5 分です。

　もちろんこれは極端な例ですし，普通はこんなにスムーズに行くことはあまりないです。でも，近道をしようとして，**大事な 2nd ステージを飛ばすと，かえって遠回りになってしまう**ということがよくわかる，非常に示唆に富んだエピソードだと思います。

　3 ステージのアプローチをするということは，すなわち 2nd ステージに時間を使うということです。たしかにこの本では皆さんにわかりやすいように，かなり濃厚に説明してきましたが，やっていただくとわかるように，2nd ステージにかかる時間って，慣れるとそんなにたいしたことないです。2,3 分で十分ですし，5〜10 分も使えばかなりディープな会話ができると思います。

165

2nd ステージをしないということは，治療の決断を下すための判断材料が医学的な情報のみになる，ということを意味します。「70 歳男性，転移性肺がん，誤嚥性肺炎から敗血症を起こしている」こういう医学情報だけだと，判断が「生きるか死ぬか」になります。死ぬよりは生きているほうがいいに決まっています。したがって survival を延ばすためにすべての延命行為を行わなくてはいけなくなります。それには挿管，透析，中心静脈カテーテルを入れて昇圧剤を開始し，最後には CPR をすることも含まれます。莫大な時間とリソースがかかります。

一方，ACP の情報があって 2nd ステージの作業を通して「どう生きるのか？」を考えることで，そういうことを回避できます。それを回避するのが目的ではないですが，それを本来は望んでいないであろう患者に無益な治療を施す時間をセーブできるのです。たった5〜10分余計に使うだけで。

時間やリソースを節約することが医療の目的ではないので，こういう議論をすること自体がおかしいかもしれませんが，あえてそういう視線で考えた場合，「時間がないから」という理由で 2nd ステージをスキップするのは，まったく理に叶っていないのです。

Ⅳ こんなときどうするか？

05 「先生にすべてお任せします」

　米国では患者や家族からあまり言われることがないのですが，日本の医療者からはよく質問されます。国民性の違いかもしれませんね。

　例えばこういう状況を考えてみましょう。

> 80歳女性。既往は高血圧と脳梗塞。腎不全で10年前から週3回の透析。左半身が不自由だが，歩行器を使って自力歩行可能。突然の腹痛で来院。身体所見，検査により大腸憩室穿孔による腹膜炎と診断。開腹手術をするかどうかを本人と長男と相談中。

　救命するためには手術が必要，でも手術のリスクも非常に高そう。手術後，どれくらいスムーズに回復するかもわからないし，何かで躓くと退院も難しいかもしれない。退院できても寝たきりになる，自宅での生活が難しくなる，などの可能性があって悩ましい……。こんな感じの状況では患者，家族に決めてほしいのに，「先生にすべてお任せします」と言われてしまうと，困ってしまいますよね。

　こういうのは，まさに2ndステージを完全に素通りして，3rdステージの手術をするかしないかだけに意識がいってしまうために起きる問題だと思います。先ほどと同様，上記の医学的な情報だけだと，議論は自動的に「生きるか死ぬか」という話になります。「生きるか死ぬか」で考えると，生きるほうがいいに決まっています。なので「手術をしない」という選択肢をとるのはほとんど不可能です。結果，手術をして，結果が思わしくなかった場合，あるいは手術をしても何も問題なくスムーズにいったのに以前の状態にまで回復しない場合に「手術しないほうが良かったんじゃない

167

か？」という思いが出てきます。あるいは仮に手術をしない，という決断をしても「あれで良かったのだろうか？　手術しておいたほうが良かったんじゃないか？」という思いが出るかもしれません。

　ここでは結果となる 3rd ステージの話をする前に，2nd ステージの話をたくさんする必要があるのです。やはり使うのはACPの4つの質問とフォローアップの3つの質問です。ここで以下のような情報が得られたとします。

楽しみなのは自宅でテレビを見ること。純烈が大好き。長男の家族と一緒に暮らしているが，助けを借りながらも自分で身の回りのことができることが非常に大切だと考えている。気がかりなことは特にない。自分は長男，次男と2人の子供を立派に育て上げて，今までいい人生を送ってきたと考えている。ただ，これ以上周りの家族に負担をかけてしまうこと，特に長男夫婦に迷惑をかけたくない，ということを心配している（生きている意味がない？　という質問には答えられなかった）。

　2nd ステージの会話を上手にやって，こういう情報が取れると，状況はガラッと変わります。

　例えばこういう提案ができると思います。

「手術をすると人工肛門での生活になるし，仮にすべてうまくいったとしても，今よりも元気がなくなって，今みたいに自分で自分のことができなくなる可能性が非常に高いです。もしかしたら寝たきりになって自宅での生活が難しくなる可能性も十分にあります。
ですので，とにかく痛みは取って苦しくないようにして，手術はせずに自然の経過に任せるのがいいのではないかと思います。お別れの時間が近くなってしまいますが，そうするのが〇〇さんにとって一番いいと考えますが，いかがですか？」

もちろん，こうでもいいと思います。

（前半部分は一緒）
「ただ，息子さんは『自分たちへの迷惑なんて気にしないでくれ』と言っていますし，手術してどうなるか様子をみてみませんか？」

　読者の皆さんは一体どっちなんだよ？　と思われるかもしれません。極言すると，こういう悩ましい状況では，手術するかしないかはどちらでもいいと思います。だから悩ましいんです。**だからこそ，「するかしないか」という決断で悩むのではなくて，「どうしてするのか，しないのか」という決断の理由で悩まなくてはならないと思います。**

　私は本人，家族と話しているときの「気がかりなこと」「生きている意味がない」に対する思いがどれくらい強いのか，あとは家族がどれだけ本人の思いを受け入れているか，ということを考えてどちらを提案するか決めています。本人が「十分いい人生だった。迷惑かけたくない」ということをはっきり言えて，家族も「本人の望む通りに」「先生にお任せします」であれば，手術しないを提案するでしょう。

　もっと現実的なことをいうと，もし私が日本で診療していたとしたら，この状況では「手術しない」をより強くおすすめすると思います。それは日本では一度始めた治療のwithdrawalのハードルが高いからです。もし合

併症になって ICU で人工呼吸器から離脱できないという状況になった場合，withdraw できなければ逃げ道がなくなります。一方，米国では一度始めた延命治療でも withdraw することは一般的に受け入れられています。なので，「リスクは高いけどやってみて，どうなるか見てみましょう。もしうまくいかなかったら，そのときにまたお話ししましょう」というアプローチをとれるんですね。なので，相手側が手術のリスクの高さを十分に理解してさえいれば，とりあえずやってみる，というのもありなわけです（これも一つの time limited trial ですね）。

　いずれにしても重要なのは 2nd ステージです。**「手術をするかしないか」「生きるか死ぬか」ではなくて「どうして手術をするのかしないのか」「どうやって生きるか」を考えるのが大切です。**こう書いていると「なんかテキトーに決めていいんだな」と読めるかもしれませんが，そのように受け取っているとしたら，とんでもない勘違いです。私自身，こういう状況ではものすごく悩みます。それこそ悶絶するくらいに。独りよがりにならないように気をつけて，可能であれば同僚や外科医と十分に相談してから，どちらを提案するかを決めています。ただ，そうすることによって，仮にうまくいかなかったときでも，「あのとき〇〇という理由で決断したのだから，最善を尽くしてだめだったのだから仕方がないね」という結果の受け入れが，（簡単になるとはいいませんが）患者家族側のみならず，医療者側もよりスムーズになるということを経験しています。

Ⅳ こんなときどうするか？

06 「先生が家族だったらどうしますか？」

　前項，「05 お任せします」に似ていますが，よくある質問ですし，米国でもよく聞かれます。本人が意思表出できなくて，家族と話しているケースが多いと思います。同じ状況（大腸憩室の穿孔で手術するかどうか，ただ本人は具合が悪くて意思表出できない）を考えてみます。基本的な考え方は⑤と同じです。2ndステージの会話をして相手の人生観，価値観を探るのが重要です。

　この質問に対して，「わかりません」「そういう質問には答えられません」のように返す医師をみます。たしかに，自分の母親はあなたの母親とは育った環境から性格から臨床状況までまったく違う，なので無責任に自分だったら手術するかどうかなんて言えない，と言いたい気持ちは私も理解できます。その通りです。無責任に手術する，しない，なんて言えません。

　ただ，この場合は，家族はその状況にテンパってしまっていて，どうしていいかわからなくて，途方に暮れています。そういった状況で「その質問には答えられません。あなたたち自身で決めてください」というのは，私はちょっと突き放しすぎかな，と感じます。私はこの質問がきたときは，2ndステージで得られた人生観，価値観をどのように3rdステージの医療行為に結びつけるかの一つの例を示す機会だと考えています。なのでこのように答えます。

「そうですね……。難しいですが，自分の母親であれば，手術はしないと思います。なぜかというと，私の母親はとにかく自立して生活することを非常に重要と感じていて，寝たきりになってまで生きていたくない，という考えをもっているからです。この状況ではそのリスクが非常に大きいので，手術はしないでしょう」

こういう言い方でもいいでしょう。

「そうですね。難しいですが，自分の母親であれば，手術をすると思います。なぜかと言うと，私の母親は寝たきりになったとしても，頭がはっきりしていて普通に意思疎通ができればいい，という考えなので。この状況では手術をして，今の自立度が仮に保てなくなったとしても，手術をしてみる，と思います」

　手術をするかしないか，どちらだと答えても私はいいと思います。医療者自身の考えを述べていいと思います。ただ，大事なのは「手術する（しない）と思います」だけで終えてしまうのは NG だということです。どうしてそういう判断に至るのか？　という理由（2nd ステージの情報）をはっきりと説明するのが重要だと思います。もう一ついうと，どちらの答えも「質問にはワンワードまたはワンセンテンスで答える」の原則が守られていることに気づきましたか？

　もう一つ「私が家族だったら……」を意識的に使うのは，終末期に家族が「これ以上〇〇しない」という決断をするときです。臨床的に何をどうやっても助からない，例えば「この状態で挿管して ICU に行っても死期が延びるだけ」「この状況で CPR してもほとんど意味ない」というような状況のときです。1st ステージで難しい臨床状況であることは理解している，2nd ステージの会話で本人はそれを望まないことははっきりしている，ここで家族は理屈では「〇〇しないほうが良い」ということはわかっていたとしても，実際に「〇〇しない」という決断を下すのは心理的に非常に難

しいものです。たとえ，こちら側が（3rd ステージの基本に習って）「〇〇しないほうがいいですよ」と提案する言い方をしたとしてもです。なので，相手の家族がそのように迷っているときには，私から積極的に**「患者さんが，もし自分の親であれば，私はここでは〇〇はしません」**と言ってあげます。あるいは家族が「〇〇しない」という決断を下したあとに「本当にこれでいいんだろうか？」と悩んでいる雰囲気を感じ取ったときは**「私があなたの立場でも，まったく同じように決断すると思います」**と言ってあげます。そうすると，「そうですよね，これでいいんですよね。」とホッとしたような表情をされることは非常によくあります。これはもちろん，本当に心の底から自分でも同じ決断をする，と思うのでそれをシェアするだけですが。

　ただ，このように「自分が家族だったら……」といって 2nd ステージの情報を話す場合，少なからず自分や自分の家族のプライベートな部分を患者側にシェアすることになります。患者側とは一線を画したいと感じる医療者は，それを居心地悪いと感じるかも知れませんので，もし気が進まなければ「わかりません」「答えられません」でも全然いいとは思います。しかし，その場合でも 2nd ステージでの作業をしっかりやって，一番いいと思われる方法を 3rd ステージで提案しなくてはいけないのは言うまでもありません。

Ⅳ こんなときどうするか？

07 「もしものことなんて縁起でもない！」

　　まだ決断を下さなくていい段階で将来のことを話す ACP のときに，よく遭遇する問題です。ACP のときに尋ねる 4 つのオープニングクエスチョンについて解説しましたが（117 ページ），③「今後病状が悪くなったときに，一番気がかりなことは何か？」，④「こうなったら生きている意味がない，という考えはあるか？」という 2 つのネガティブな方向の質問，特に④は非常に難しい質問である，ということはすでに解説しました。

　　私はコロンビア大学で，補助人工心臓術が必要になった患者に緩和ケアコンサルトをするプログラムを立ち上げ，術前に ACP の会話をしています。2014 年から現在まで 400 名を超える患者と会話をしていますが，"What makes your life meaningful?"（これは「生きがいは何ですか？」の質問と同じ）という質問には 98%の患者が答えられる一方で，"Is there any condition that you would find unacceptable?"（これは「こうなったら生きている意味がないという考えはあるか？」の質問と同じ）という質問に答えられたのは 77%でした[7]。答えられない理由は，「今までそんなこと考えたこともない」だったり，「ネガティブなことは考えたくない」だったり，いろいろです。つまり①「楽しみは？」，②「生きがいは？」を十分に話して，そのうえで hope for the best，plan for the worst という工夫をし，完璧に会話を進めていったとしても，将来のネガティブなことに思いを馳せることができない人がなかにはいるわけです。これは人生観，価値観の問題であって，良い悪いの問題ではありません。仕方がないことです。

　　無理に④の質問に答えさせようとする必要はありません。ただ，それでは，そういう人に ACP の会話は意味がないのかというと，そんなこともないと思います。④は無理でも①と②を十分に話し合っておくだけで，その人の人生観，価値観の上下の幅のなかで，上限〜真ん中くらいまでのこ

174

とを測ることができているという意味で，十分立派な ACP になっています。**繰り返し話すことはそれだけで意味があるのです。**さらに③で「今後状態が悪くなったときの気がかりなこと」が無理でも，「今現在一番気がかりなこと」を聞くことができれば，その情報も非常に役立ちます。

　人生観，価値観のネガティブな情報なしで，どうして役に立つんだ？と思われるかもしれませんね。2nd ステージの締めくくりで 3 つの方向性を定める，という話をしました（47 ページ）。これをやるときに，「意思疎通できなかったら死んだほうがまし」あるいは「自立して生活できなかったら意味がない」というネガティブな方向のはっきりした情報があれば，「それならこれ以上は苦しまないようにしましょう」（完全緩和）とか「今の治療は続けるけど，これ以上悪くなったら苦しみを引き延ばさないようにしましょう」（withhold）により行きやすいのは事実です。でももしそれがなくても，例えば「孫と話しをすることが生きがいだった」あるいは「テレビで韓国ドラマを見るのを何よりも楽しみにしていた」があれば，「なるほど，それではこの状況ではもうそういうことを楽しむことはできないので」というつなぎを入れて，先ほどの完全緩和や withdraw のゴール設定をすることは可能なのです。つまりネガティブな情報はあるに越したことはないですが，なくてもポジティブなほうの情報があれば（少し難易度は上がりますが），それを使って 3 ステージの話を進めることができます。

　ちなみに，補助人工心臓の患者における ACP の研究では，④の質問に答えられた人は，答えられなかった人に比べて，終末期に ICU で最期を迎える割合が有意に少ないことがわかりました（58% vs 93%）。つまり，将来のネガティブなことにあらかじめ思いを馳せることができると，不幸にして状態が悪くなったときに，終末期をより準備した状態で迎えることができる，ということがいえるのかなと考えています。

　おそらく，私の研究の「こうなったら生きている意味がない」という質問に答えられなかった 23% の患者は，あらかじめ話し合っておく「苦しみ」が，終末期に自分や家族が経験する「苦しみ」よりも大きいのでしょう。それは仕方のないことですが，それでも折に触れて，できる範囲で ACP の会話を続けていくことは非常に大切なのです。

Ⅳ　こんなときどうするか？

08 「ACPでは治療のことは話すなというけど，その話になったらどうするの？」

　　ACPは2ndステージの会話なので，治療に関すること（人工呼吸，胃ろう，透析，など）は話さないほうがいい，ということを何度も繰り返して説明してきました。ただ，それは絶対にNGかというと，もちろんそんなことはありません。治療をきっかけにしてその背後の人生観，価値観をきちんと話し合えるのであればいいのです。

　　これはフォローアップの質問のところで紹介した，Tell me more，Why?，What else? を使う必要があります。

　　ACPをしていると，こちらから意図しないのに，患者のほうから治療のことを切り出すことがあります。

> 患者　「私，延命治療はしたくありません」
> 医者　「なるほど，わかりました」

これではだめだということは言いましたね。そうではなくて，

176

患者 「私，延命治療はしたくありません」

医者 「なるほど，**どうして**そう思うんですか？」

患者 「だって，そうやって生きても楽しくないじゃないですか」

医者 「『そうやって』っていうのはどういうことですか？　もう少し詳しく
　　　教えてもらえますか？」

患者 「私の父が脳梗塞になって寝たきりのまま，2年くらい胃ろうをやっ
　　　たのですが，見ていてつらかったです。私はああいうのは嫌だと思
　　　いました」

医者 「なるほど，自分で食べられなかったり，自立して生活できないのが
　　　嫌だ，ということでしょうか？」

患者 「そうです」

医者 「**それ以外に**，何かお父様の経験から感じたことはありますか？」

患者 「背中に床ずれができて痛そうだったので，痛いのは嫌ですね」

　このように「延命治療」を足がかりに「自分の口で食べられない」「自立
して生活できない」「痛い」のが嫌だ，という価値観を得ることができまし
た。

　これであれば例えば同じように，脳梗塞になって回復があまり見込めな
さそうなときには胃ろうや人工呼吸はしないほうがいいかな，という判断
になります。一方，腎機能が悪化して透析を考慮するような状況では，ま
だ自立した生活ができるし，経口摂取も可能であれば，透析を導入するの
はありでしょう。このように「延命治療はいや」だけで終わってその背景
にある価値観を掘らないと，いざというときに役に立たない ACP になっ
てしまうので注意が必要です。

Ⅳ　こんなときどうするか？

09 「2ndステージを先にやっちゃだめ？」

　3ステージプロトコルの説明で，必ず 1st→2nd→3rd の順に進めなさない，という話をすると，「2nd ステージを先にやってはだめなのですか？」と聞かれることがあります。この本をここまで読んできた人はもうわかると思いますが，答えはもちろん「やっても構わない」です。そもそも 2nd ステージは ACP と一緒だから，できるだけ早くから始めて，繰り返して話してください，というのがこの本で私が伝えたいメッセージです。

　私がこの本で主張している，私が理想とする ACP はされていないことがほとんどだと思います。そこで，最初に提示した ICU での GOC の会話を思い出してみましょう。ICU 入室後 1 週間の時点での会話です。3ステージプロトコルを説明したときに強調しましたが，私は大抵の場合，1st ステージ→2nd ステージ→3rd ステージという順序で話を進めます。そもそもどうして私がこれを 3 ステージと名付けたか，というと，3rd ステージの治療の話の前に 2nd ステージで人生観，価値観に基づいた治療ゴールの設定をしなくてはいけない，ということを強調したかったからです。なので，2nd ステージは 3rd ステージの前であることが非常に重要なだけで，1st ステージの前にやっても構いません。というか，理想をいえば，ICU 入室してから 1 週間後の時点で話をするような場合，2nd ステージの情報はある程度集めておくほうがいいです。ここは特に医師以外の，看護師やソーシャルワーカーなどの多職種でアプローチするほうがいいと思います。

　まったくそういう情報がない状態で会話をしなくてはならない場面もあるでしょう。そういうときに，なかには 2nd ステージから始める医師もいます。

　例えばこんな感じです。

> 患者「医学的な話をする前に，まず○○さんのことを教えてもらえると助かるんですけど……」

という前置きをして，

> 「○○さんが元気だったときに楽しみにしていたことは？」
> 「○○さんはどういう性格ですか？」

ここでは当然フォローアップの質問（Tell me more，Why?，What else?）を使って話を広げます。このようにある程度の情報を集めてから

> 「わかりました。ありがとうございます。それでは，現在の病状についてお話ししていきたいと思います。まず，現在の病状をどのように理解されていますか？」

といった感じで1stステージを始めていくというのは，いいやり方だと思います。

このアプローチは1stステージで厳しい医学的なことを話す前に，元気だったときの本人の様子を話すことでより家族がリラックスすることができる，という利点があると思います。ここで話すことはポジティブなことが中心になるでしょう。ただ，「今，一番気がかりなことは何ですか？」という質問をして，返ってくる反応で相手がどれくらい状況を把握しているかを測る，ということは私はよくやります。例えば「今日の採血の結果はどうですか？」「昨日のCTの結果はどうですか？」だと短期的なことに気が向いているので，全体像をきちんと説明しないといけないな，と考えますし，「入院してからどんどん悪くなっていて，今後どうなるのかが心配です」だと全体の様子が掴めているので，ある程度現状の受け入れができているな，とか。

ただ，一方で1stステージの前に2ndステージをすべて終えることは不可能です。なぜかというと1stステージで伝える「残された時間がおそらく数日～数週」という情報を聞く前後では，価値観が変化する可能性があ

るからです。

　その前は「とにかく良くなってほしい。そのためにできることはすべてやってほしい」と思っていたとしても，良くなることは無理で，さらに残された時間が短いということを理解したら，一番大事なことは「とにかく痛みがないように」「これ以上侵襲性の高い，つらいことはしなくていい」というように，大事なこと（価値観）は変わるかもしれません。

　つまり 2nd ステージの残りをする必要がある，ということです。特にここでは悪いニュース（「残された時間がおそらく数日〜数週」）を踏まえたうえで，ネガティブな方向の価値観を探らなくてはいけません。

　流れとしては，こんな感じになると思います。

2nd ステージ（ポジティブなこと）
　「元気なときに楽しみにしていたことは？」
　「〇〇さんはどんな人ですか？　どんな性格ですか？」
　（そのほか，「仕事は？」とかそういうことでもいいでしょう）
　　↓
1st ステージ（数日〜数週間）
　　↓
2nd ステージ（ネガティブなこと）
　「今，この話を聞いたうえで，一番気がかりなことは何ですか？」
　「本人がこれを聞いたら何と言うと思いますか？」

　繰り返しますが，とにかく**大切なのは 3rd ステージの治療の話をする前には十分に 2nd ステージの話をして，患者の人生観，価値観に基づいた治療ゴールの設定をする**，ということです。1st ステージと 2nd ステージをどういう順序でやるか，というのはそのときの状況に応じて臨機応変に対応するので構いません。

IV こんなときどうするか？

10 「それ明らかに本人の意向と 違うんじゃない?!」

　早期から ACP を繰り返して，本人の人生観，価値観を家族や医療者とシェアする，そのうえで，状態が悪くなって本人が意思表示できなくなったときに，そのときの臨床状況に応じて（1st ステージ），その ACP に基づいてゴールを設定し（2nd ステージ），それに合った治療を選択する（3rd ステージ），というのが理想的な流れです。

　本人が意思表示できなくなった場合は，家族（またはあらかじめ指定された意思決定代理人）は，本人がするであろう決断を下すことを期待されています。これを substituted judgment といいます。ACP が大事だといわれているのは，この substituted judgment の助けになるからというのが大きな理由であることは明らかです。なので，医療者側も実際に，2nd ステージでは家族に対して「あなたはどう考えますか？」ではなくて「本人だったらどう考えると思いますか？」という尋ね方をすることで，substituted judgment をできるだけ促すようにする必要があります。これが大原則であることは間違いありません。しかし，同時に現実ではこれはかなり難しい作業でもあります。

　例えば，12 ページの肺がんの症例を考えてみましょう。2nd ステージで得た情報は以下でした（46 ページ）。

181

- 本人は非常に活動的で，ゴルフを楽しんでいた。
- 毎年の正月に長男と長女がそれぞれ孫を連れて家族で集まることを何よりも楽しみにしていた。
- 喉にチューブが入っていて苦しそう。身動きもできず，会話もできない，こんな状態は本人は望んでいないと思う。
- 家族としては，本人に頑張って良くなってほしい。

これに基づいて，治療のゴールは withhold（no escalation）にすることを同意しました。ただ，この状況であっても，フルコースでできることを制限をかけずにすべて続けてほしい，と家族がリクエストするケースはよく遭遇します。これはいくつかのパターンに分かれます。

こういう場面で多いのは，**1st ステージの情報（「数日〜数週間」）を家族が信じられない，あるいは信じたくない**というケースです。自分の大事な人の生死にかかわることですから，当然そんなことを言われて，「はい，そうですか」と簡単に納得できるわけはありません。急に言われた場合はなおのことそうでしょう。ですのでこれはよく理解できます。

なかには，**1st ステージの情報は納得している，でも実際に本人がこの状況でなんというか見当がつかない，あるいは確信がもてない**ということもあります。たしかに「身動きもできず，会話もできないこんな状態を本人は望んでないと思う」けど，本当にこの状況でそう思うだろうか？　気が変わることもあるんじゃない？　と迷ってしまうこともあるでしょう。これも非常に多いと思います。つまり substituted judgment をしようとしてはいるけど，そのための情報が足りない，ということですね。これこそがまさに ACP を繰り返してやっておいたほうがいい理由です。1回や2回の会話では，いざというときに確信がもてなくて悩んでしまうのです。

一番難しいのは「本人はこれを望んでいないと思う」ということを**十分**

わかったうえで「家族としては，本人に頑張って良くなってほしい」，あるいは「家族として，本人を失いたくない」の思いのほうが強く出てしまい，フルコース（本人の意向とは真逆のこと）をリクエストする場合もあります。これは意地悪な見方をすると，家族が自分たちの苦しみを減らすために，その苦しみを患者側に押し付けている，つまり家族が selfish である，と解釈することもできると思います。

　特にここでの例のように，ICU で人工呼吸，昇圧剤，経管栄養などの複数の延命治療がたくさんのチューブや機械で続けられ（ときには持続透析や ECMO などの延命治療が加わることもあるでしょう），さらに背部に褥瘡ができたり，手指や足趾の虚血の変化が表れたりすると，本当に大変です。医療者側でも，特に一番近くで患者のケアをしている看護師にかかるストレスは相当なもので，バーンアウトの原因にもなることが指摘されています[8]。そこまでいかなくても，医療者側にフラストレーションが溜まり，家族に対してネガティブな感情を抱きがちになると思います。私自身，白状すると，ついついそのように感じてしまうことはあります。

　ただ，同時に，これは仕方のないことであるとも私は考えています。実際，家族が自分たちでどれだけ意識しながらそういう選択をしているかは，本人たちもわかっていないことのほうが多いでしょうし，家族が selfish であると書きましたが，いってしまえば人は誰もみな selfish です。

　こういう状況では私はいつもあるコラム[9]を思い出します。これは ACP の分野の第一人者である Sudore 先生の実際の体験談です。彼女がお祖父さんの ACP を，お祖母さんを含めて 3 人でやっていたとき，もう終末期に近いお祖父さん本人は「自分はもう十分良い人生を生きたので，最期の瞬間に心肺蘇生はしないで欲しい」と明確に話しました。ところがそれを聞いていたお祖母さんはそれを 100% 理解したうえで「でも私は医師に心肺蘇生をリクエストしますよ」と言います。Sudore 先生は「こんなに明確に本人が表示した意思を無視するなんてどういうこと？」と混乱し，その場でお祖父さんに「どう思う？」と尋ねると，彼はこう答えました。「わかるよ。私自身はそれを望んではいない。だけど，私は彼女がすべてのことをしなかった，という思いを抱いてその後ずっと苦しんで生きていく，

というのも望まない。だから，**自分では望まないけれども，彼女のために そうするのは構わないよ**」。実際，その会話の1カ月後にお祖父さんが意 識を失っているときに，お祖母さんの希望で心肺蘇生がなされました。心 拍再開は得られずにお祖父さんは亡くなりましたが，お祖母さんは「愛す るお祖父さんのためにできることはすべてやった」という心の平穏をもつ ことができました。そしてしばらくして，Sudore先生がそのお祖母さん と話をしていると，彼女は「わたし自身は最期に呼吸器のチューブなんて 嫌だけど，わたしの息子が違う決断を下すのであれば，それは構わないわ」 と話しました。

Substituted judgementとは違いますが，これに似た状況で，本人に意 識があって意思表示でき，自分では「もう十分だ」「これ以上のICUでの 治療や検査，手術はもういらない」「もう安らかに最期を迎えたい」と思っ ていて，実際に医療者側にそういう思いを打ち明けたりはするものの，「ま だ諦めないで」「まだ頑張って」と励ます家族を失望させたくないがために 治療を続行する，ということもあります。もちろん医療者側としては，本 人にサポートを与えて，本人のその思いを家族とシェアできるように手助 けを試みはしますが，本人がそれを望まないのです。本人が望まなければ， それを家族に知らせることはできませんので，延命のためのあらゆること が続けられることになります。

人の苦しみというのはいろいろな形があります。「副作用の強い化学療 法を続ける苦しみ」，「ICUでチューブや機械に繋がれて何週間も生かされ る苦しみ」，「死ぬ間際にほぼ間違いなく意味のない心肺蘇生で胸骨を 30～40分押される苦しみ」，というのがある一方で，「〇〇をしない，と いう決断を自分が下すことで，大切に思う家族を失望させて苦しめてしま う，という思いからくる苦しみ」もあるわけです。そして，なかには自分 を犠牲にしても，家族の苦しみを少なくするために，自分自身は本当はや りたくないことを続けようと考える患者もいるのだと思います。

このように考えていくと，それではそもそもACPなんて意味がないの

では？　という疑問が湧いてくるかもしれません。ただ，それも極端です。やはり理想はACPに基づいてsubstituted judgmentを促すことを目指すべきです。ただ，その一方で家族が（意識するかしないかは別にして）selfishな判断を下すのも，ある程度は仕方のないことである，ということは知っておくと，医療者側の精神衛生上役に立つと思います。

文献

1) 伊藤　香，大内　啓．新訂版 緊急ACP 悪い知らせの伝え方，大切なことの決め方．医学書院；2022.
2) https://www.medpagetoday.com/opinion/second-opinions/101344?trw=no
3) m3．com．医療維新「医師の裁量の範囲」から「義務」へ【平成の医療史30年◆がん告知編】．2019年3月4日．https://www.m3.com/news/open/iryoishin/660598?category=news（最終アクセス2024.7.20）
4) Wright AA, et al. JAMA. 2008; 300: 1665-73. PMID: 18840840
5) Pecanac KE, et al. Ann Surg 2014; 259: 458-63. PMID: 24253139
6) Meier DE. Health Aff 2014; 33: 895-98. PMID: 24799587
7) Nakagawa S, et al. J Pain Symptom Manage 2020; 60: 976-83. e1. PMID: 32464259
8) Ramírez-Elvira S, et al. Int J Environ Res Public Health 2021; 18: 11432. PMID: 34769948
9) Sudore RL. JAMA 2009; 302: 1629-30. PMID: 19843890

column
03

コミュニケーションの上達のために

コミュニケーションの成否を
決めるのは何か？

　私はコンサルタントという立場で緩和ケア医をやっています。85歳の末期心不全でもうどうやっても助からない患者なのに，家族はICUで挿管しろと迫ってくる。何回説明しても理解してくれない，なんとかしてほしい。こういうコンサルトがきて，家族と話をするわけです。

　緩和ケアのフェローとしてトレーニング中は，自分が話しても全然うまくいかないのに，指導医が話すと家族はDNRに同意するということの連続だったので，コミュニケーションが上手ければ患者家族をDNRにできる，つまり「DNRにできるかどうか」が成否のバロメーターだと考えていました。

　でもしばらくすると，それは間違いだということに気づきます。私は，コミュニケーションの成否を決めるのは，この2つだと思います。

---
1. 患者側が自分（たち）の選択したオプションが何を意味しているのかをきちんと理解していること
2. 医療者側が，どうして患者側がそのオプションを選んだかを理解できること

　上記の例で，家族がいわゆるフルコースを希望すること，それ自体は私はありだと思っています。そこは問題ではありません。問題は上の2つの条件がきちんとクリアされているか，ということです。

　1. は1stステージとして，現在の臨床状況を相手が理解しているかどうか，が問題です。もうどんなに頑張っても退院できないこと，残された時間は数日〜数週であること。そして3rdステージの治療オプションを話すときに，ICUで挿管されると二度と会話はできないこと，遅かれ早かれくる最期の瞬間はチューブだらけになって迎えること，最期にCPRをするのであれば家族はベッドサイドで手を握ることはできず，数人の医師が部屋に入ってきて胸骨圧迫を始めて家族は部屋の外に出される。こういったことをきちんと相手が理解しているかどうか。

　そして**2.** として2ndステージの会話でどうしてフルコースを選択しているのか。宗教上の理由で1分1秒でも生命を維持しなくてはいけないというケースも

あれば、「最後までできることをすべてやる」ことに価値を見出してるケースもあれば、家族としては気が進まないんだけれども本人がそうしてくれとはっきり言っていたからそれを無視することはできない、と苦しそうに打ち明けてくるケースもあります。

このように1.と2.の条件がはっきりクリアされているのであれば、そのコミュニケーション自体は成功している、といっていいと思います。

問題は、どうも相手に事態の重大性があまりきちんと伝わっていないように思えるとき（こちらの説明がうまくないのか？　どうしたらもっとわかってもらえるのか？）、あるいは患者の人柄（つまり人生観や価値観）をうまく聞き出すことができなくて辻褄があっていないとき（例えば、家族は「本人を苦しめたくない」といいつつフルコースを選択している、とか）です。こういうときは何がいけないのかをじっくり考える必要がありますし、その答えがみつからなければストレスが溜まります。

ずっとこの仕事をしていると、患者家族には大雑把にいって、だいたい次の3つのパターンがあることがわかります（ここでは便宜的にDNRを使っていますが、なんらかの延命治療の制限、ということを意味します）（図）。

まずは①自分からDNRを選ぶ患者のグループ。これはACPをしっかりやっていて本人にしっかりした考えがあり、かつ、家族もそれを理解している患者です。こういう患者は少ないながら存在します。もちろん、少ない、というのは私の偏見かもしれません。こういう人たちはそもそも病院に入院してこないかもしれないし、入院してきたとしても主治医チームだけで対応できて、緩和ケアチームにコンサルトが来ないだけかもしれません。

一方で、その対極に、③何をどう言ってもフルコースを選ぶグループがあります。もちろん同じようにACPをやってきてそれが本人の価値観である、というケースもあるでしょうし（182ページで述べたように、本人はそれを望んでいない、ということをわかったうえでフルコースを選ぶ家族もいるでしょう。これも

①自分から DNRを選ぶ人	②コミュニケーション次第で DNRを選ぶ人	③何をどう言っても フルコースを選ぶ人

図1　患者家族の3つのパターン

これで問題ありません。

　重要なのは，その中間に②「コミュニケーション次第でDNRを選ぶ人（決断が変わる人）」のグループがあることです。「まだ元気になるんだったらいいけど，もう良くなる可能性がないんだったら，これ以上はいいかな……」と思っている患者には，1stステージで「まだよくなる可能性はありますよ」といえばDNRは選びづらいです。「可能性をいえばもちろんありますけど，それはきわめて低い」ということをはっきり伝えることで判断は変わってきます。「本人はつらそうだし，もうあまり苦しめさせないほうがいいんじゃないか？　でも人工呼吸をしない，というのはありなの？」と思っている家族には2ndステージで人となりを聞いたうえで「それならこれ以上はしないほうがいいと思います。人工呼吸はやめましょう」といえばDNRを選択するでしょうが，それをせずに「挿管しますか？どうしますか？」という相手に丸投げするような問いかけをしたり，「挿管しないと亡くなりますけど，よろしいですね？」というような罪悪感を引き起こすような尋ね方をすれば，DNRは選びづらいです。つまりコミュニケーションのスキルで選択が変わるのです。もっと正確に言うと，コミュニケーション次第では，相手が本当は選択したくないものを選択させてしまうリスクがあるのです。我々はこの②の人たちに注意する必要があります。

　ただ相手が②か③かは話してみないとわかりません。結局のところ，コミュニケーションで相手を説得するとか，相手の考えを変えることというのは不可能です。漫画『ブラックジャック』で本間先生がブラックジャックに「人間が生き物の生き死にを自由にしようなんておこがましいとは思わんかね」と諭した名言がありますが，それを借りると「医療者がコミュニケーションのスキルで相手の決断を自由にしようなんておこがましい」のだと思います。③の人を②にすることはできません。それはこちら側がコントロールできないことです。自分のコントロールできないことを評価の基準にするということは，どんなにうまくやっても一定の割合で失敗する，ということを意味します。これは徒労感に繋がり，疲れてしまいます。バーンアウトの原因にもなるでしょう。②なのか，③なのかがわかればそのコミュニケーションは成功であるといっていいと思います。これをコミュニケーションの成否の基準にしておくと，常に100点を目指すことができ，精神衛生上もいいと考えています。

V

コミュニケーションのコツ

今までは会話の大まかな流れと考え方を議論してきましたが，ここではもう少し細かい話し方のスキルについてお話しようと思います。ここでは多分に私の偏見が含まれています。別にエビデンスに基づいているわけではありません。もしかしたら「ええ〜，そうかなあ？」と思われることもあるかもしれませんが，一つの意見として読み進めてみてください。

01 「残念」は bad word

① 「**とても残念なんですが**，昨日の CT ではがんが進行している，ということ
　がわかりました」
② 「わたしたちも**非常に残念**です……」

　こういう言い回しをよく聞きます。非常に便利なのであまり気にせずに使って
いる医療者も多いと思いますが，基本的に「残念」はこういう会話では使わない
ほうがいい NG ワードだと思っています。
　「残念」を辞書で引くと以下のようになります。

1. もの足りなく感じること。あきらめきれないこと。また，そのさま。
　「──なことをしてくれた」
2. 悔しく思うこと。また，そのさま。無念。「負けて──だ」
3. 俗に，すぐれた素質や長所などをもちながら，それが発揮できなかったり，
　相殺されるほどの大きな短所を併せもったりしているさま。また，単に，
　良くないさま。「──なアイデア」

小学館．デジタル大辞泉．https://daijisen.jp/index.html

　1. と **2.** はいいと思います。おそらく「残念」を使う人は **2.** の「悔しい」「無
念」を意図していると思います。しかし **3.** の「単によくないさま」という意味
が付随するので，こちらが意図せずともネガティブな響きが相手に伝わってしま
うことがあります。ある知り合いの医師が患者さんから「私はがんを患ってはいる
けれども，別に『残念』なわけじゃない」と言われた，と聞いたことがあります。

　さらにいうと，なんとなく軽く聞こえてしまうという弊害もあります。自分自身，
試験の点数が悪かったときや，仕事がうまく行かなかったときに，友達や家族に
「そっか……残念だったね……」と言われるのは別に嫌ではありません。でも，自
分の病気が悪くなってるとか，死にそうなときを想像すると「残念だったね……」
と言われると，相手に悪気がないとはわかっていながら，どうもモヤッとします。
それは「残念」という言葉を使うことで，病気や生死という命に関わることが，試

190

験や仕事と同じくらいの軽さになって聞こえてしまうせいではないかと思います。

　英語でも似たような単語に sorry があります。上のフレーズを英語で言うと，このようになります。

> ① I'm sorry to tell you that CT showed your cancer has progressed.
> ② We feel very sorry….

　これらは悪くはないですが，sorry の言葉自体に「ごめんなさい」という謝罪の意味が付随してしまうため，なんだかこちらが何か悪いことをしたようなニュアンスが意図せず伝わってしまいます。加えて，sorry というと自分は相手から離れたところから見ていて，相手に対して憐憫の気持ちをかけるニュアンスが伝わります。私は緩和ケアのフェロー時代に，コミュニケーションのトレーニング中にある指導医から「sorry は良くない単語だから使うな」と指導されました。

　もちろんこういった言葉の伝わり方というのは人それぞれではあるでしょう。「残念」と言われて何も感じない患者，家族もいるでしょう。ただ一定数，ネガティブに受け取る患者は（私を含めて）存在するわけです。どの患者ならば言っても大丈夫なのかを事前に知ることができないのであれば，そのリスクをわざわざ取る必要はないと思います。
　同じことを言うのであれば，このように言うほうがいいと思います。

> ①「**とても残念なんですが大変申し上げにくいんですが**，昨日の CT ではがんが進行している，ということがわかりました。」
> ②「わたしたちも非常に**残念つらい**です……」

　①は warning shot（警告）というスキルで，何か悪いことを言う前に「これから話すことは良くないことですよ」という枕詞をおくのですが，そこで「残念」を使うのであれば，このように「大変申し上げにくいんですが」とか「非常に厳しいお話なのですが」というフレーズのほうがいいです。
　②は感情に名前をつける Name のスキル（31 ページ）ですが，ここでも「残念」というよりは「つらい」，あるいは辞書の 2. の意味をそのまま使って「悔しい」というワードにしたほうが，より相手の立場に共感する響きが出ると思います。

02 副詞を強調する

あなたは昨日，映画を見に行きました。

> 昨日映画を見に行ったんだけど，ものすごい良かった。
> あの映画に出ていた主人公の俳優，超イケメンだった。
> ストーリーも本当に，すごく感動的だった。

とにかく感動したあなたは，それをなんとか友達に伝えようとします。この3つのセリフを言うとき，どこを強く言いますか？

> 昨日映画を見に行ったんだけど，**「ものすごーい」** 良かった
> あの映画に出ていた主人公の俳優，**「ちょー」** イケメンだった。
> ストーリーも **「ほんとーに」**，**「めちゃめちゃ」** 感動的だった。

「良かった」「イケメン」「感動的」ということを伝えたいのにもかかわらず，それらを伝えるときにはそれらの単語自体はそれほど強く言わないと思います。伝えたいと思う気持ちが強ければ強いほど，太字にした「ものすごーい」「ちょー」「ほんとーに」「めちゃめちゃ」という単語，つまり**副詞が強調される**と思います。男性だったら「マジでマジで」（これも「本当に」と一緒ですよね）と言うかもしれません。試しにこれらの副詞なしで上のセリフを言ってみてください。どんなに「良かった」「イケメン」「感動的」という単語を強く言っても，あなたの思いはあなたが思っているほど相手には伝わらないはずです。

この副詞を強調する，というのは NURSE のフレーズを言うときに使うべきスキルです。31 ページにある NURSE の例を考えてみます。

> Name
> 「こんなことをいきなり言われて，ショックですよね……」
> 「こんなことをいきなり言われて，『**ものすごく**』ショックですよね……」

特に Respect でその違いがより明らかになります。

> Respect
> 「頑張って治療を続けてこられましたよね」
> 「『**本当に**』頑張って治療を続けてこられましたよね」
>
> 「娘さんが一生懸命お母さんのお世話をされてきたのが，伝わってきます。」
> 「娘さんが『**本当に**』一生懸命お母さんのお世話をされてきたのが，『**ものすごく**』伝わってきます」

　副詞を強調するということは，そこにアクセントをおいてゆっくり強く言う，ということです。あるいは副詞のあとに1拍（0.5秒くらい）空けるのもいいと思います。あまり深く考える必要はありません。何か自分が感動したことを家族や友達に言うときになんて言いますか？　副詞の部分だけその通りに言えばいいだけです。

　いずれの例も，上段のセリフは悪くはないのですが，副詞なしで言うとどうしても薄っぺらく聞こえてしまいます。また，こういうフレーズを機械的に言うと，「こうやって言っておけばいいんだろ」と思っているという感じが意図せずとも相手に伝わってしまって，かえって逆効果になることはよく目にします。みなさんも，例えばカスタマーサービスに電話をしたときに，相手が慇懃無礼に型通りのことしか言わなかったりすると，イライラしますよね？　あれと同じです。

　こういったことが「医療に関係あるのか？」と思う人がいるかもしれませんが，私は「**ものすごく**」関係あると思います（副詞を強調しています）。どうせ同じ気持ちで同じことを言うのであれば，相手によりよく伝わったほうがいいに決まっています。そうであれば，どうしたらそうなるのか，ということを知っておいたほうがいいというのは自明ですよね。

　これはスキルなので，練習が必要です。外科医は至るところで糸結びの練習をしますし，手が震えないように持針器を持って縫合の練習をすることもあるでしょう。本番の手術で最高のパフォーマンスを発揮するためです。

　コミュニケーションも一緒だと思います。家族や友達，同僚に見てもらったり，それが恥ずかしければ鏡の中の自分に向かって言ってみてもいいかもしれません。「このフレーズをもし自分がこの言い方で言われたらどう感じるだろうか？」と想像力を常に働かせるのは非常に重要です。

03　NURSE は目的ではなくて手段

　とにかく相手の感情が昂っているときは NURSE を使っておきさえすればいい，という誤解をしている医療者をたまにみかけます。コミュニケーションのことをよく勉強していて，NURSE を覚えたての医療者に多いです。我々医療者が患者，家族とコミュニケーションをするとき，まずやらなくてはならないのは，相手に状況を説明し（1st ステージ），相手の心配していることを注意深く聞いて（2nd ステージ），どうやったら状況が良くなるかをみつける（3rd ステージ）ことです。つまり，**会話によって情報をやり取りする，というのがまずは最低限の基本のタスクである**，と私は考えています。

　研修医がこういう会話をしているのを横で見ていると，患者が泣き出したときに「本当につらいですよね……」（Name）とか，「ものすごく頑張って治療してきましたよね……」（Respect）をやたらと使って，こちらに「中川先生，僕，イケてるでしょ？」的にドヤ顔をしてくる，ということがあります。

　もちろん，そういうフレーズを言うことで相手の感情は落ち着くかもしれません。でも，我々は家族ではないのです。医療者としての仕事があります。**NURSE は会話をさらに進めるための潤滑油に過ぎません。**それを使うこと自体が目的ではないのです。極端なことをいうと，話が進んでいるのであれば，NURSE はまったく使わなくてもいいとすらいえると思います。

　感情には NURSE を使ってさえおけばいい，という理解をしているとハマってしまう落とし穴があります。1章の GOC の症例の会話を思い出してみます（24ページ）。

「○○さんは 2 年前に肺がんと診断されて，手術で一度はがんを取り除いたのですが，1 年前に反対の肺に転移がみつかって，化学療法を開始しました。本人もご家族も頑張って治療を続けたのですが，がんが進行して肝臓や脳へも広がってしまいました。

結果として体がだいぶ弱ってしまったせいで，今回うまく飲み込めなかった唾液や食べ物が肺のほうにいって炎症を起こし，自分で呼吸ができなくなってしまいました。現在は人工呼吸の機械が呼吸をサポートしています。

重篤な感染症も併発してしまい，血圧も自分で保てないため，強いおくすり
を使ってサポートしているところです。
もともとの肺がんがすべての原因です。非常に心配な状態です」

病状をこのように，2分サマリーで説明しました。ここまでは非常にいいです。

長男　「それで，今後どうなるんですか⁉」①
医師　「心配ですよね……」②
長男　「もちろん心配ですよ。当たり前じゃないですか⁉　それで，どうなる
　　　　んですか？」③
医師　「本当に，息子さんがお父様のことを心配されているのが伝わってきま
　　　　す」④
長男「だから，どうなるんですか‼」⑤

　①は認知の質問です。もちろん心配そうなので感情が昂ってはいますが，これ
にはシンプルに答える必要があります。しかし，②は Name スキルを使っている
だけで，質問に答えていません。それが③で感情が昂っている原因になっていま
す。ここで昂っているのは，悪いニュースが原因ではなく，質問に答えてもらえ
ないイライラです。しかし，④ではそれに気づかずに「感情には NURSE を使う」
と機械的に理解しているために，感情が昂っていることだけに反応して，Under-
stand のフレーズを使っています。このフレーズ自体はすごくいいです。言い方
も副詞を強調していて，素晴らしい。でもやはり質問に答えていないせいで⑤の
ようにイライラがさらに募って感情がさらに昂ってしまうわけです。どんなに良
い NURSE のフレーズも，使い方を間違うと逆効果になるいい例です。この例は
極端ですが，これに似たようなことはよく起こるので，注意が必要です。

　こういう話をすると，じゃあ相手からの質問が認知の質問なのか，感情から来
ているのかわからない，どう対応したらいいのか？　と聞かれます。非常に良い
質問です。
　会話の続きを考えてみます。

長男　「それで，今後どうなるんですか⁉」①
医師　「ICU に来てから1週間，できることをすべてやってきましたが，改善

の兆しがありません。人工呼吸器や昇圧剤を使用して，なんとか維持できている状態です。大変申し上げにくいのですが，このまま続けても助けることはきわめて難しい，と考えています……」②

家族　「……それはどういうことですか？」③

医師　「このままできることをすべて続けても，助けられない，ということです」④

家族　「どうして？　こんな急に……」⑤

医師　「そうですよね……。ただ，がんがかなり進行しているせいで，体力がだいぶ落ちてしまっているのだと思います」⑥

家族　「だっておかしいじゃないですか？　どうしてこんなことになるんですか？」⑦

医師　「そうですよね。急にこんなことを言われたら驚いてしまいますよね……」⑧

②では①の質問にシンプルに答えています。③は感情が昂り始めています。ここで NURSE を使ってももちろんいいですが，誰でも突然とんでもないことを聞いたら「え，どういうこと？」と聞き返すことがあると思います。なので，④のように質問に答える，というのは非常に有効です。私はよくやります。ただ，ここで注意しなくてはいけないのは，**この回答はシンプルでなくてはいけない**，ということです。相手は頭が真っ白になりかけているので，ここで（なぜ助かるのが難しいのか，という原因について）たくさんの情報を出しても，おそらく相手は消化できません。シンプルに結論部分だけを繰り返すか，ちょっといい方を変えて同じ意味のことを伝えたりします。

⑤の「どうして？」はこれもまだ認知の質問と捉えることができます。ただ，だいぶ感情が昂っているので，⑥では「そうですよね」という（「わかりますよ……」という意味の）Understand を使ったうえで，「どうして？」という質問にシンプルに答えています。

ここで⑦の質問は完全に感情です。どうしてこうなるのか，にはもう一度答えています。しかもはっきりとシンプルに。なので，これに対して⑧では理屈ではなくて Understand（「そうですね」）と Name（「驚いてしまいますよね」）で答えています。**ここでは「理屈を足さないほうがいい」のではなくて，むしろ「理屈を足してはだめ」です**。なので，⑥とは違って Name のあとは沈黙を使っています。このあとに「がんの進行が早くて」とか「ご高齢なので」とか，ついつい理

屈を足してしまいたくなりますが，それは逆効果です。それを足すとそのセリフは⑥と同じになってしまい，堂々めぐりが始まってしまいます。歯を食いしばってその理屈は飲み込まなくてはいけません。

　もちろん，この説明のようにいかないことはたくさんあります。例えば④で「心配ですよね……」という Name を使ってみてもいいかもしれません。それで話が進むのであれば，それでいいです。⑥で理屈を足さずに「そうですよね……」だけでもいいかもしれません。それで話が進むのであれば。

　大事なのは話が前に進むことです。NURSE を使うことではありません。**基本は質問にはワンワード，またはワンセンテンスでシンプルに答える。ただ，同じことを 2 回も 3 回も言わないといけない場合は感情のことが多いので，NURSE を使ってみる**，という理解でちょうどいいと思います。

　私も，感情かなと思って NURSE を使ってみたら，ただ単にこちらのメッセージが相手に伝わってなかっただけで，繰り返し尋ねられたりとか，認知の質問かなと思って理屈で返したら，それは感情の現れだったので，理屈で返すことでさらに感情が昂ったり，ということはあります。ただそれは問題ではありません。大事なことは，**間違ったと思ったらすぐに方向を修正して対応する**，ということです。会話は生身の人間を相手にする生モノです。**こうやって言っておきさえすればうまくいく，的な魔法の言葉は残念ながら存在しません**。そんな安易な考え方ではそもそも相手に対して失礼です。原則は押さえたうえで，相手の反応をみながら臨機応変に対応する，という心構えが大切だと思います。

04 同じフレーズでも言い方次第で 伝わり方が変わる

　1st ステージで伝える予後情報というのは重い話になり，患者側の感情を惹起します。**ポイント 09** では共感する言葉がけとして NURSE というスキルを紹介しました（31 ページ）。

　こういうフレーズを言う場合にはトーンや言い方に注意が必要です。同じフレーズを言うのでも，その言い回し自体はいいのにもかかわらず，その言い方のせいで受け取る側の印象がまるで変わってしまうからです。機械的な棒読みであったり，トーンが軽かったりすると，「そんな言い方をするんだったら言わないほうがいいのに」と感じることすらあります。

　もちろん，今まで言ったことのないフレーズを初めて言うときは，自信がなくておどおどしてしまう，という気持ちは理解できますし，何となくぎこちない言い方になってしまうのも仕方ないと思います。最初から完璧にはできないでしょう。でも，だからといってずっとそのままで良いわけではありません。みなさんだって，例えばレストランに行ったときに，新人の店員がオドオドして料理をサーブするたびにこぼしたりしたら，最初は「まあ新人だからしょうがないか」と思っていたとしても，そのうち「ちゃんとやってくれよ」と思いませんか？（私は思います）。我々は料理人ではありませんが，医療のプロとして生死にかかわる情報をサーブするのです。プロとして可能な限り最高の状態で情報をサーブする必要がありますし，そのように努力する必要があります。

　いくつか私が個人的に気をつけている具体的なポイントを挙げます。

①姿勢
　まず座って目線の高さを同じにする，というのはお話ししましたね（**ポイント 03**，18 ページ）。それに加えて，できれば椅子の背もたれに寄りかかるのではなくて，上半身を前かがみにする。偉そうにみえるので，腕組みはしないようにしています。またどうしても立って話さざるを得ないときは，手を腰に当てたり（威

嚇する印象を与える），手を体の後ろで組んだりする（なんだかやる気のないような印象を与える）のは避けています。両手はお腹の前で組むようにしています。揉み手をする必要はありませんが，それが一番ニュートラルな印象を与えるのかなと考えています。姿勢一つで与える印象がだいぶ変わります。

　余談ですが，昔ある面談で，年配の指導医が椅子の背もたれに寄りかかって（上体が60度くらいに傾いていて）足を組み，椅子の肘掛けに体を預けて（つまりビーチでバカンスを楽しんでいるようなふんぞり返った姿勢で）「あなたの家族は残念ながら助かりません」と告げているところに同席したことがあります。あまりに腹が立って気分が悪くなりました。小心者の私は，自分より年配のその医師に何も言えなかったのですが，ただでさえ大事な家族が亡くなりそうだというのに，そんな姿勢の相手からその知らせを受けとらなくてはいけなかったその家族に，ものすごく申し訳なく思ったのを覚えています。

②表情
　できるだけニュートラルな表情にするように心がけています。ただ，「お別れの時間が短くなっています」とか「残された時間は数時間～数日です」というようなキーになる重い情報を言うときは，わざと顔をしかめて，少し言いづらいような表情を作るときもあります。もちろん言いづらいのでそういう表情になってしまうのですが，それをわざわざ隠す必要ってないと思います。映画やドラマでモテない男性が女性に告白してフラレるとき，女性側はなんとなく申し訳なさそうな感じで言いづらそうに「ごめんなさい……」って言いますよね？　あれがまったく無表情で普通のトーンで「ごめんなさい」だとショックは倍増すると思いませんか？　ああいうとき，振るほうの女性は言いづらいから言いづらそうな顔をしていると思うのですが，もしかしたら，女性は本当は申し訳ないとは思っていないかもしれません。ただ，それでもそんなことはおくびにも出さずに，申し訳なさそうな表情をするのが相手への思いやりであり，礼儀だと思います。我々も同じです。言いづらい情報のときはそういう表情になっていいですし，たとえ言いづらいとは思っていなかったとしても，そういうふうに見せる，というのはスキルの一つです。

　それと，これもたまにみますが，自分がものすごく緊張しているときに，その緊張をほぐすためなのか，ニコッと微笑んだ感じで話す人がいます。患者が不安

で不安でしかたがないときに，相手を安心させるためにニコッとして「具合はどうですか？」とアプローチするのはありかもしれませんが，これから「抗がん剤が効いてなくて病気が進行している」というバッドニュースを言わなければいけないことがわかっている状況で，ニコッとしながら部屋に入ってきたり会話を始めたりするのはよくありません。自分が患者であれば，「何ニヤニヤしてるんだよ。真面目にやれよ！」と思うでしょう。先ほどの振られる話でいうと，ニコッとしたまま「ごめんなさい」と言われたらどう思いますか？　むしろ（普段はニコニコしているとしても）部屋に入ってくるときは少し緊張した面持ちであったりするほうが，それ自体が「あれ，何か良くない話なのかな」というwarning shotになっていて，有効だと思います。

③話し方，話すスピード

　基本的にゆっくりです。相手は感情的になっていて脳のキャパシティは落ちています。できるだけゆっくり話すことで，相手の理解を助けることになります。質問にはできるだけシンプル，かつ，ゆっくり話すということがポイントです（**ポイント 10**，32 ページ）。

　こういう重い会話のときに，スラスラと立て板に水のように話す必要はありません。スラスラと話すということは，情報量が多いということです。情報が多すぎると相手が消化不良になり逆効果です。相手が情報を欲するのであれば，その都度，必要なだけ与えればいいのであって，量は必要最小限に抑えて，ゆっくり話すほうが大切です。

　緊張していると，人はついつい早口になります。言いづらいこともつい早口で言ってしまいがちです。慣れないうちは普段の 2 倍ゆっくり話すように意識するとちょうど良いということがよくあります。

④頷き

　相手の話を聞いているときは意識的に頷いて，「きちんとあなたの話を聞いていますよ」という無言のメッセージを送るようにしています。自分も学生相手に講義をするときは，聴衆のなかに適度に頷いてくれる人がいると，ものすごく気分が楽になります。相手が聞いてくれているというサインは，非常にポジティブな効果をもたらします。逆に無表情で聞いているかどうかわからないと，こちらも不安になってテンポが乱れます（なので，zoomによる講演は聴衆からのリアル

タイムのフィードバックがないので非常に疲れます）。さらにいうと，自分が話していてキーになるメッセージを伝えるときに，同席している医療者が適度に頷いてくれると，ものすごく気が楽になります。そして，医療者側が一体になってチームとしてそのメッセージを伝えている感が伝わります。なので，私はほかの医療者が話しているときには「そうなんですよね……」という感じの頷きを入れるようにしています。医師が話しているときに，同席している看護師の方がこれをやってくれると，非常に助かると思います。

　ここに挙げたことは，当たり前の習慣にしてしまえば大したことではありません。ただ，こういうことに気を使わないと，それだけでかなり損をすると思います。意識しないと自分で気づくのは難しいかもしれないので，同席している同僚にフィードバックを求めたりするのもいいかもしれません。

05 「頑張ってきたのはわかります」は NG

長男 「それで，今後どうなるんですか!?」①

医師 「ICU に来てから 1 週間，できることをすべてやってきましたが，改善の兆しがありません。人工呼吸器や昇圧剤を使用して，なんとか維持できている状態です。
大変申し上げにくいのですが，このまま続けても助けることはきわめて難しい，と考えています……」②

家族 「……それはどういうことですか？」③

医師 「このままできることをすべて続けても，助けられない，ということです」④

家族 「どうして？　こんな急に……」⑤

医師 「そうですよね……。ただ，がんがかなり進行しているせいで，体力がだいぶ落ちてしまっているのだと思います」⑥

家族 「だっておかしいじゃないですか？　どうしてこんなことになるんですか？」⑦

医師 「そうですよね。○○さんが，**本当に治療を頑張ってきたのはわかります**」⑧

　195 ページで使った会話例です。196 ページでは⑧で「そうですよね。(Understand) 急にこんなことを言われたら驚いてしまいますよね……(Name)」というスキルを使いましたが，ここではそのかわりに「○○さんが，本当に治療を頑張ってきたのはわかります」と Respect を使っています。ここで Respect を使おうとすること自体は間違っていません。非常にいいと思います。ただ，そこで使っているフレーズが良くないと思います。

「頑張ってきたのはわかります」。これのどこが良くないかわかりますか？

「頑張ってきたのは」の「は」がよくありません。
前述のように（196 ページ），この⑧はもう理屈は必要なくて，感情に共感する

ための NURSE を使わなければいけないところです。理屈はむしろ逆効果になる，ということは強調しました。

しかし，「頑張ってきたの『は』わかります」と言ってしまうと，あとに続くフレーズは必然的にこんな感じになると思います。

> 「頑張ってきたのはわかります。でも，がんは進行してしまいました」
> 「頑張ってきたのはわかります。でも，もうどうしようもありません」

このように，「は」という助詞を使ってしまうと，日本語ではそのあとには「頑張ってきた」ことが大したことではなかった，という頑張ってきたことを否定する意味の理屈が続くのです。結局「頑張ってきたのはわかります」だけでそのあとに何も言わなくても，「頑張ってきたのはわかります。でも，それってあんまり意味なかったですよね」というニュアンスになってしまいます。

同じことを言うのであれば，**「頑張ってきたの『が』わかります」**というべきだと思います。これだと，そのあとに否定的なフレーズは続きません。純粋に頑張ってきたことをリスペクトするニュアンスが伝わります。

おそらくほとんどの医療者はあまりそこまで深く考えていないでしょう。でも，たった一つの助詞を無造作に使うことによって，同じ気持ちでも意味が間違って伝わってしまうのはもったいないと思いませんか？

もう一つ言及すると，「わかります」も危険なワードです。なぜかというと，患者や家族に悪いニュースを伝えるときに，相手がどれくらいショックを受けているか，どう感じているか，ということは，医療者側には絶対にわからないからです。試験に落ちたり，失恋した友達に「（自分も経験したことあるから）つらいのわかるよ」というのはありかもしれません（ありじゃないかもしれませんが）。でも生き死ににかかわる，ものすごく重いことを話しているときに，医療者が軽々しく「わかります」というべきではないと私は考えています。こちらは軽々しくないつもりで言ったとしても，そのように聞こえます。ほかの医師の面談に同席しているとき，その医師が無造作に「わかるよ」と言うのを聞くと，私は非常に嫌な気分になります。物知り顔で言われると，意地の悪い私は「お前に何がわかるんだよ！」とツッコミを入れたくなります。横で見ていると，患者側がそう言い出すんじゃないか，と冷や冷やします。

203

同じことを言いたいのであれば，「伝わってきます」という言い方のほうがいいんじゃないかと思います。

> 「○○さんと話していると，治療を本当に頑張ってきたということが伝わってきます」

　これだと聞こえがだいぶ良くなると思います。なぜかというと「○○さんと話していると，その様子，口調などから，頑張った様子が伝わってきます」と言われると，こちらがそう感じるのは，そういった感じがあなたからにじみ出ているんですよ，というニュアンスが言外に含まれるからです。さすがに「お前に何がわかるんだよ！」とは言いづらくなります。

　私はさらに念を入れて，

> 「今日初対面で，まだ 30 分しか話していませんが，あなたの話し方を見ていると，本当に治療を頑張ってきたのだな，ということが伝わってきます」

という言い方をしています。これは本心です。嘘ではありません。実際にこのように感じるからそう言っています。そして「頑張ってきたのはわかります」という医療者も，本当は私と同じように感じていて，それを伝えたいんだと思います。そうであれば，言い方一つで印象が少しでもネガティブなものになってしまうのはもったいないです。

06 「○○が必要ですが，どうしますか？」

「これ以上呼吸が悪くなると，人工呼吸が必要になります」
「腎機能が悪くなってきているので，透析をしなければいけなくなります」

　私自身，気をつけていないとよくやってしまうミスです。1st ステージで病状を説明するときに，医療者は「○○が必要」「○○しなければいけない」という言い方をしてしまいがちです。これの何がいけないのでしょうか？

　生来健康な50歳女性がコロナ肺炎で具合が悪くなって入院してきたとします。この場合には「これ以上呼吸が悪くなると」挿管して人工呼吸をするのはある程度当たり前なので（ここに疑問をもつ医療者はあまりいないと思います）「これ以上呼吸が悪くなると，人工呼吸が必要になります」という言い方は違和感がありません。しかし，これが自立した生活ができていない80歳の心不全の男性が老人ホームからやってきた場合は，話が変わってきます。もちろん挿管するのがだめだとは言いませんが，挿管しないほうがいいケースもたくさんあるわけです。これは 1st ステージ，2nd ステージを経て治療のゴールを定めたうえでなければ決まらないということは，もう皆さんに説明する必要はありませんね？　つまり**人工呼吸をするかどうかはまだ決まっていなくて，これから決めなくてはいけないのです。**

　「今晩，鍋をするのに鶏肉が必要なんだけど」と言われたら，鶏肉を買いに行きますよね？　でも，鶏肉でなくてもいいわけです。キムチ鍋であれば豚肉でいいし，海鮮鍋であれば鮭とか鱈がいいでしょう。水炊きにする，となってはじめて，「それなら鶏肉が必要だね，鶏肉を買いに行かないといけないね」ということになるはずです。**ゴールを決めなければ「必要」なものは決まってきません。**それなのに，多くの場面で「必要」とか「○○しなくてはいけない」が非常に無頓着に使われています。
　まだ決まっていないのに先に「必要」と言ってしまうと，それが「正解」になってしまいます。こちらにその意図がなくてもそう聞こえてしまいます[1]。その「必

要」なものをするかしないかを議論するのはばかげています。もし，一度挿管したら抜管できそうにないような状況（1st ステージ）で，家族が機械に繋がれながら最期を迎えるのは本人は嫌だと思う，という価値観であれば，治療のゴールがwithhold としてそのように設定されるはずです。

　「それならとにかく治療は続けて良くなるかどうか様子をみましょう。もし悪くなった場合は苦しまないようにして，安らかに最期を迎えられるようにしましょう」（2nd ステージ）しかし，最初に人工呼吸が「必要」と言ってしまっていると，それが正解になってしまうので，患者側はその正解なものを否定するという決断を下さなくてはならなくなり，ただでさえ高いハードルを不必要にさらに上げることになります。「水炊きをするのに鶏肉が必要なんだけど，鶏肉いる？」と尋ねるようなものです。ノーという人，普通はいません。

　なので，このように説明するほうがいいと思います。

> 「これ以上呼吸が悪くなると，仮に人工呼吸を使ったとしても助けられない
> 　かもしれない」ことを心配しています」
> 「腎機能が悪くなってきています。透析をすることはできますが，以前のよう
> 　な自立した生活を送るのは難しくなります」

　これが 1st ステージの結論になる予後情報になります。いずれにしても大切なのは，**人工呼吸や透析をすることを当たり前のこととして言及しない**ことです。ここで伝えたいのは病状が悪いということと，どのくらい悪いのか，ということです。どうするかはこれから決めるのです。
　「必要」とか「○○しなくてはいけない」を無造作に使わないように気をつける必要があります。

07　決断をその場で無理強いしない。 北風と太陽の話

3rd ステージで治療の提案をするときに,「○○をしない」という決断を下すのは難しい,ということを説明しました。繰り返しますが,たとえ理屈では「○○しないことが正しい」ということはわかっていても,実際にその提案(「○○しないほうがいいと思います」)に同意するのは患者にとっても家族にとっても心理的に難しいものです。

ここで重要なのは,**決して決断を無理強いしてはいけない**ということです。例えば withhold の方針で「腎機能が悪くなってきているけど透析はしないほうがいいでしょう」あるいは「呼吸が悪くなった場合は挿管して人工呼吸はしないほうがいいと思います。いかがですか?」という提案をしたときに,即決で「わかりました」という患者,家族は(いないことはないですが)どちらかというと少数派です。ほとんどの患者,家族は逡巡します。

相手が戸惑っているような感じがあれば,私はすかさず次のような言葉がけをします。

> 「今すぐ決める必要はありません。これは大事な決断になるので,じっくりと 考えて,ご家族で相談してみてください」

これを言うと,ほとんどの家族がホッとしたような表情をします。

米国では延命治療の withdrawal は普通に行われていますが,この議論をするとき(今現在やっている人工呼吸を緩和的抜管する,とか,LVAD や ECMO を止める,というとき)はさらに気をつける必要があります。「○○をしない」(withhold)よりも「○○をやめる」(withdraw)はもっと心理的なハードルが上がるからです。**絶対に無理強いしてはいけません。**

これを考えるとき,私はイソップ童話の北風と太陽の話を思い出します。北風と太陽がコートを着て歩いている旅人を見つけて,どちらがあのコートを脱がすことができるか勝負をしよう,という話になりました。まず北風がピューと風を吹きつけてコートを吹き飛ばそうとしますが,旅人はしっかりとコートを掴んで

207

離しません。次に太陽がぽかぽかと照らすと，旅人は暑くなってコートを脱いでしまった，という話です。

　この話は3rdステージで○○を続けるが，○○はやらない（やめる），という交渉をするときに非常に参考になる考え方です。（大事なことなので何度も言いますが）2ndステージをすっ飛ばしていきなり3rdステージに行く，「○○はどうしますか？」という相手への丸投げは論外です。しっかり2ndステージで相手のポジティブな価値観とネガティブな価値観を聞いたうえで「現在の抗菌薬は続けましょう。ただ人工呼吸はしないほうがいいでしょう。いかがですか？」という提案をするのが大切です。**ただ，その提案をしたあとに決断をその場で迫るような感じを出すと，北風のニュアンスが漂います。**

　そうすると，その提案には同意しづらくなります。不動産の契約で「今決めないとこの物件はなくなります」と言われると，なんとなく胡散臭さが漂ってきますよね？　あれに似ています。そういう北風のアプローチはうまくいきません。

　仮に医療者側のコミュニケーションスキルが優れているせいで，患者側がその場で同意することはあるでしょう。しかし，家に帰ってから冷静になって一人で考えたり，別の家族と話をしているうちに「どうして，あんな重大なことに簡単に同意してしまったのだろう？」という思いが頭をもたげてきて，気持ちが変わり，あとで「やっぱり挿管してください」ということもよくあります。私はこれをbuyer's remorseとよんでいます。もちろん気持ちが変わることはよくあることですし，それが悪いわけではありません。ただ，こちらが北風のようなアプローチをした，というコミュニケーションそのものがbuyer's remorseを引き起こしているのであるとすれば，それは良くないでしょう。

　Buyer's remorseというのは普通は車とか家などの，大きな買い物をしたときに起きやすい心理です。車や家を買うのはたしかに簡単な話ではありませんが，我々は人の生死というもっともっと重大なことを議論しています。そういう重大な決断（特に「○○しない」というような決断）を助けるためには，**北風のように説得するようなアプローチは結局のところうまくいきません。**やはり，（太陽が旅人自身にコートを脱ぎたいと思わせたように）患者側が本当に心の底から納得して，「やっぱりそうだよね。○○はしないほうがいいよね……」と思わなければだめなのです。

　「治療を提案する」ということと「決断を無理強いしない」ということは一見す

208

ると矛盾するようにみえるかもしれませんが，そんなことはありません。前者は
あくまで「治療のゴールを医療行為に変換する作業」であって，「決断をその場で
迫ること」とはまったく別のことです。

「でも，今決めなきゃいけないときはどうするの？」という質問を受けることが
あります。それはケースバイケースです。事情が許すのであれば，2, 3 日待った
り，「一晩考えてみてください」ということはあります。もっと切迫しているとき
は 2, 3 時間でも 15〜30 分でもいいと思います。その場で決めなくてはいけな
い場合はもちろん仕方ありませんが，可能であれば**少しの時間でも相手に猶予を
与えることで，より太陽のアプローチに近くなります。**

「それでも決められないときは？」という質問もよく受けます。私の答えは「そ
れは仕方ない」です。こういう場面では「決められない」ということは，「続ける
ということを決めている」のだと思います。私の経験上，「決められない」相手に
その場で無理に北風のようにアプローチしても，うまくいかないことが多いです。

もちろん，何事にも例外はあります。

> 「今すぐ決める必要はありません。これは大事な決断になるので，じっくりと
> 考えて，ご家族で相談してみてください」

と言ったあとに「相談する必要はありません。ずっと以前からこういうときのこ
とを考えていたので，大丈夫です」といった感じで迷いがまったくない人もいま
す。そういうときは「いや大事なことなので，一応少し考えてから」と言っても
いいでしょうが，「わかりました。じゃあそういう方針でいきましょう」と言って
もいいと思います。コミュニケーションは生き物ですから，このあたりは相手の
様子をみながら対応を変える必要があります。

ただ，原則としては北風のアプローチはだめで，太陽のアプローチを心がける
必要がある，ということは肝に銘じておく必要があるでしょう。

08　医療者の価値観を押しつけるのは
　　　ご法度

　3ステージプロトコルを用いた shared decision making では，2nd ステージでは患者が主，医療者が従，3rd ステージでは逆に医療者が主で患者が従になるべきであるということは，何度も繰り返し説明してきました。

　3rd ステージでは医療者が「○○はどうしますか？」「○○はしますか？　しませんか？」というのではいけません。これでは主導権が患者側に渡ってしまっています。そうではなくて，2nd ステージのゴールに基づいて，医療者側が「それなら○○はしましょう。○○はしないほうがいいでしょう」という提案をしなくてはいけません。これは 3rd ステージのところで散々議論したので，いいと思います。

　問題は，2nd ステージでは本来患者側が主導権を握らなければいけないのにもかかわらず，医療者が自分の価値観を患者側に押し付けるようなコミュニケーションがなされていないか，ということです。これは実は結構よく目にします。典型的なのが患者側がつらいからもうこれ以上は延命治療をエスカレートさせたくない，という場面です。

　私の祖母は脳血管性の認知症を患って，ずっと寝たきりで，母が献身的に介護をしていました。最初は食事を介助していたのが，嚥下が悪くなって胃ろうになり，それも難しくなってきたときに，経静脈栄養をするかどうかという問題になりました。母は内心「もう 20 年この介護を頑張ってきたし，さすがにもう寿命だから，そこまではしなくていいかな」と考えていたそうですが，主治医に「静脈栄養をやらなければ餓死させるのと一緒ですよ!!」と言われてしまい，それにはノーと言えずに静脈栄養を開始。結局その後数カ月で祖母は亡くなりました。

　これはもう 30 年以上前の話で，当時は日本では何が何でも生き永らえさせるという価値観に基づいて医療が行われていたと思うので，まあ仕方がないかなとは思います。しかし，このコミュニケーションは「とにかく survival を延ばす」という価値観を医師が患者側に押し付けているわけです。私自身当時は医学生で何もわからなかったので，話を聞いても「そんなものかな」と特に不思議には思

いませんでした。ただ，緩和ケア医となって3ステージプロトコルに基づいたコミュニケーションを指導する立場になって考えてみると，そのときの医師のコミュニケーションは最悪です。「医師がそういう患者側に罪悪感を植え付けるような口の利き方をするなよな」と腹立たしく思います。

　これに似たことは，現在でもよくあるのではないでしょうか？　特に，**医学的にまだなんらかの介入ができるときに，患者側がそれを選択しない場合に，しばしば医師は「まだできるのに」という自分の価値観を押し付けがち**だと思います。

　例えばがんの患者がまだ有効と思われる化学療法があるのに，がん治療の継続を希望しない場合。もちろん医療者側としては，患者側が臨床状況をきちんと理解しているかどうかは確認する必要があります。患者が抗がん剤の効果はもう期待できないと認識していたり，副作用がつらくてコントロール不能であると思っていたりしている場合，それが誤解であるならばきちんと説明しなくてはいけないのは当然です。ただ本人がきちんとそれらを理解したうえで，自分の価値観（例えば「抗がん剤をやって数カ月寿命が延びるとしても，通院したり検査したりはもう嫌なので，家でゆっくり過ごしたい」とか）に基づいて決断を下している場合は，**医療者側が自分の価値観を押し付けるのは慎まなくてはいけない**，と思います。「まだ頑張りましょう」とかは余計なお世話ですし，「もう諦めるんですか？」という患者や家族に罪悪感を持たせるような言い方は絶対に避けるべきです。これらを家族が本人に言うのは（個人的には避けたほうがいいとは思いますが）ありだと思います。ただ，**医療者は家族とは違います。**

　あるいはALSの患者で人工呼吸をするかどうか，という場面でも同じことがいえます。
　ALSが進行して呼吸が弱くなってきた場合，気管切開をして人工呼吸をして，胃ろうをすれば，さらに数年生存を延ばすことはできるでしょう。その決断が必要となるだいぶ前からACPを繰り返して，「生きがいは何か？」「こうなったら生きている意味がないという状態は？」という話を繰り返しておかなければいけません。本人がもし「自分で呼吸できずに機械に繋がれて生きていくのは意味がない」という価値観を一貫してもっているのであれば，それは尊重されるべきだと私は考えます。
　問題は，この患者がいよいよ呼吸が悪くなって救急外来に現れたときです。私

211

がもし初対面で，それまでACPがなされていない，あるいはなされていても私がその内容を知らない場合，その患者が挿管を拒否していれば，かなり慎重になるでしょう。はっきり意識のある患者が拒否しているのに，無理やり挿管することはできません。「本人は挿管を拒否しているけど，これは何かの誤解に基づいているのではないか？」あるいは「『機械に繋がれて生きるのは嫌だ』と言っているけど，それは急に状態が悪くなって不安になっているだけではないだろうか？」ということを心配するでしょう。可能であれば本人に詳しく話を聞いて，家族にも確認して，時間的に余裕があればこの患者をよく知っている主治医の先生にコンタクトを取ろうとすると思います。あるいは本人に「『機械に繋がれて生きるのは嫌だ』というけど，意識があればそれでもいろいろなことを楽しめるんじゃないですか？」と言ったような質問を投げかけるかもしれません。**初対面で，本人の価値観をまったく知らなければ，それはありだと思います。**

　しかし，もし私がこの患者とずっとACPをやってきて，本人の『機械に繋がれて生きるのは嫌だ』という価値観が確固たるものであることに確信がもてているのであれば，この土壇場になって「『機械に繋がれて生きるのは嫌だ』というけど，意識があればそれでもいろいろなことを楽しめるんじゃないですか？」という質問は**してはいけない**と思います。もちろん，患者の状況によって患者の価値観が変わることはあるでしょう。それ自体は問題ではありません。なので，「○○さんとはずっとお話をしてきて，『機械に繋がれて生きるのは嫌だ』というふうに仰っていましたけど，今も同じように考えていますか？」という質問はします。そのうえで，「今，一番気がかりなことは何ですか？」というオープンでニュートラルな質問もするでしょう。そこで「先生，やっぱりまだ死にたくない」という意思表示があれば，もちろんそれを尊重して挿管します。ただ相手が「考えは変わりません」と言っているのであれば，そこまでです。医療者はその価値観を受け入れるべきです。ここでも抗がん剤の例と同様で，家族が「頑張って」とか「まだ死なないで」というような声をかけるのは（個人的には好きではありませんが）ありだとは思いますが，それは患者と家族の関係性の問題ですから。**もし家族がそれを言わないとすれば，そこにはそれなりの理由があるはずです。**ただ，この状況で医療者が「『機械に繋がれて生きるのは嫌だ』と言ってましたけど，意識があればそれでもいろいろなことを楽しめるんじゃないですか？」という相手の価値観に疑問を投げかける質問はするべきではない，と考えます。それはもっと前にしておくべき質問です。この土壇場では不適当です。今は呼吸が苦しくなってきていて，患者は不安なはずです。私が患者だったら「先生，自分の思いはさん

ざん話してきたじゃないですか……わかったって言ってたのに，嘘だったんですか？　一体，何回同じことを繰り返して言ったらわかってくれるんですか？」と感じるでしょう。「それ，今言うんですか？」と絶望すると思います。そこで医療者が言うべき言葉は

> 「わかりました。何も心配いりませんよ。とにかく苦しくないようにしっかりと症状を取りますよ」

だと思います。**そうやって患者の症状と不安をケアするのが何より大切なことです**。そして家族は大事な患者を失いたくない，だけども本人が表出した思いを尊重しようとして，喉元まで出かかっている「考えを変えて」という思いを歯を食いしばって飲み込んでいるのですから，その家族に対して「本当につらいですよね……」というような言葉がけをして心理的なサポートを与えることが，次に重要なことだと考えます。

　私がなぜこういった考えをもっているか，というと，日本では延命治療の withdrawal のハードルが高いからです。もし欧米のように，一度人工呼吸を始めても，患者が「機械に繋がれて生きるのがどんなものか試してみたけど，やっぱり嫌だ」という場合に withdraw が普通にできるのであれば，挿管するかしないか，というときに患者の価値観にチャレンジするような質問をするのはありだと思います。結局のところ，完璧な informed consent というのは存在しません。何かを体験する前にそれがどういうことかを 100％伝えることは，どんなに工夫をしても不可能です。なので，time limited trial として，やってみてだめならやめる，というアプローチはより理に叶っていて，その意味で場合によっては患者の価値観を延命治療をやる方向にチャレンジしてもいいでしょう。

　でも，日本で withdrawal のハードルは現時点ではとてつもなく高いです。やってみて本人が嫌だとなったときに，自分が責任をもって withdraw をやってあげられるのならいいですが，その責任をもてないのであれば，そして患者がずっと一貫して『機械に繋がれて生きるのは嫌だ』という価値観をもっているのを知っているのであれば，土壇場の患者が最も不安であろうという状況で，そこに医療者側が自分の価値観（「意識があればそれでも楽しめることはある」）を挿入するのはものすごく無責任な行為だと私は考えます。

09 しつこすぎる Invitation

113 ページで紹介しましたが，こういう会話では話を進めるときに，相手から許可を得る Invitaiton というスキルがあります。

> 「昨日行った検査の結果をお話ししてもよろしいですか？」
> 「それでは今後の方針についてお話ししていきたいのですが，よろしいですか？」

このように尋ねることで，「これから○○について話しますよ」という会話の方向性を明確にする，という効果があります。Warning shot（警告）（191 ページ）も Invitation に含まれます。例えば，

> 「昨日行った検査なんですが，実はあまり良くない結果でした。お話ししてもよろしいですか？」

これは非常に重要なスキルです。あらかじめ「実はあまり良くない」という warning shot を出すことで，相手がある程度，そのあとに来る悪いニュースに対して心の準備をすることができます。Warning shot なしだと，無防備の相手にいきなり殴りかかるようなものです。同じ力で殴ったとしても，ダメージは大きくなります。

ただ，この invitation がしつこすぎることがあります。

> 医師 「今日は病状のことを説明させていただきたいのですが，よろしいですか？」①
> 患者 「はい，お願いします。」②
> 医師 「実はあまり良い結果ではありませんでしたが，お伝えしてもよろしいですか？」③
> 患者 「どういうことですか？」④
> 医師 「それでは，お伝えしますね？」⑤
> 患者 「はい（イライラ）」⑥

これは，よく勉強している医療者に起こりがちです。「Invitation をして相手から許可を得る」ということだけに気が行ってしまっていて，どうしてそれをするのがいいのか？　という根っこの部分を理解していないために起きるのだと思います。

　もちろん時と場合によりますが，invitation の目的は会話の方向性を双方がわかるように明確にする，ということです。この例では①でそれをしっかりやっていて，②で相手はすでに許可を与えているのです。③で warning shot を出して，そのうえで invitation は冗長だと思います。自分が患者であれば，イラッとします。「伝えていいって言ってるじゃん！　話聞いてるの！」と思ってしまいます。なので④のように相手が 2 回目の許可を与えてくれているのですから，⑤ははっきりいって最悪です。「さっさと言えよ」と思ってしまいます。

　例えば，こんな感じでいいと思います。

医師　「今日は病状のことを説明させていただきたいのですが，よろしいですか？」①

患者　「はい，お願いします。」②

医師　「実はあまり良い結果ではありませんでした……。というのは，がんが進行していることがわかりました。」③

あるいは

医師　「大変申し上げにくいんですが……がんが進行していることがわかりました」③

　相手が許可を与えてくれているのですから，すぐに情報を渡すべきです。Warning shot を出すのは効果的ですが，それでもう 1 回許可をもらう必要はありません。**Warning shot は枕詞として使うだけで十分で，それに続いて情報を出すほうが会話としてスムーズです。**「がんが進行している」というバッドニュースはたしかに言いたくないニュースではあります。それはよくわかります。そういう居心地の悪さも，しつこい invitation の原因になっていることは私も理解できます。その場合は，「……」で表したように，枕詞のあとに短い一呼吸くらいの沈黙を使うことが有効だと思います。

　注意深い読者の方は，「でも 154 ページの『私の時間はあとどれくらいですか？』という質問に答えるときは，最初に『お伝えしてもよろしいですか？』と

215

確認していたじゃないか」と思われるかもしれません。非常に鋭い質問です。たしかに，あのケースでは相手の教えてくれ，という質問に対して，「いいですか？」と許可を求めていました。矛盾しているようにみえるかもしれませんが，そうではありません。**与える情報の重さの違いが原因です。**

　残された時間（例えば「数日〜数週間」）というのはものすごく重い情報です。またなかには，話の流れで「残された時間はどれくらい？」と聞いたあとに，「お話ししていいですか？」と確認すると「いや，やっぱりいいです」という場合も経験します。それにもし「数日〜数週間」という情報なしでも，「残された時間は短い」とは伝えてあるので，1st ステージはクリアされているのです。それに基づいて 2nd ステージに話を進めることはできます。なので「数日〜数週間」を伝えるかどうかを確認する必要があると思います。一方，ここで挙げているケースは検査の結果です。たしかに言いづらいのはわかりますが，これを伝えなければ，話が始まらないのです。言わなければいけないことはわかっているのですから，あまりにしつこい invitation はかえって相手をイライラさせて逆効果になります。

　すごく細かいことである，というのは私も自覚しています。もしかしたら，こんなことはどうだっていいのかもしれません。でも，私は外科医のとき，尊敬する教授から「外科医たるもの，手術の最中は，なぜそこに針をかけるのか，なぜそこを剥離するのか，というように，一つ一つの動作に理由がなくてはならない」「手術中には無駄な動作は一つもあってはいけない」と薫陶を受けました。外科医というのはそういう心構えで手術に望んでいます。会話も手術と同じだと思います。意味もなく無造作にされる質問は，全然関係ない動脈を切って無駄に出血させるのと一緒です。必要ないのに無駄に繰り返される invitation は，針を掛ける位置がベストのところから数ミリずれているのと同じなのです。こういった**会話の最中は我々の発する一つ一つの言葉に，なぜ今その質問をするのか？　なぜその言い方をするのか？　という理由があるべき**だと考えています。私自身，なかなかその域には達せませんが，そこを常に目指すべきではあるでしょう。なので，こういう細かいことにでも自分なりのこだわりをもって，「どうしてそう言ったのか？」と誰かに聞かれたら「○○だから」と答えられるようにしています。

　だから，すでに許可をくれている相手に対して，しつこく invitation を出すのは非常に気になるのです。

10 反復という名のオウム返し

　日本では緩和ケアにおけるコミュニケーションの技法として「反復」が推奨されているのを目にします。相手から理解していると認めてもらうためには，相手の言葉に自分たちの気持ちを押し付けず，言葉をそのまま繰り返し，語尾に「ね」をつけることが基本のスキルである，と。

　その「反復」のスキルの例として以下のような例示がされています。

患者　「どうせもう良くならないんでしょう？」
医師　「もう良くならないと思われるのですね」

患者　「生きることがつらい。早くお迎えが来てほしい」
医師　「生きることがつらくて，早くお迎えが来てほしいと思われるのですね」

患者　「人に迷惑をかけるなら，死んだほうがいい」
医師　「人に迷惑をかけるなら，死んだほうがいいって思われるのですね」

　これはあくまで私の個人的な意見ですが，この技法には感心しません。ただ単純に相手の言ったことを繰り返して語尾に「ね」をつければ相手が自分の意見を聞いてもらった気持ちになる，というのは危険な認識だと思います。少なくとも私がこのように言われたら，そのようには思いません。むしろイライラします。バカにされているような気すらします。「○○と思われるのですね」って，「今，そういったじゃん‼　ちゃんと話聞いてるの⁉」と思います。

　私も反復を使うことはあります。例えば相手の言ったことがいまいち理解できなかったとき。相手の言葉を反復することで，自分の聞いたことが間違ってなかったことを確認したりします。また，会話の参加者が複数いる状況で，患者の声が小さくてほかの人は聞き取れないだろうと思ったときに，一番患者の近くにいる私が患者の言葉を反復することで，同じ会話に参加しているほかの人に患者が何を言ったかを理解できるようにすることもあります。

　ただ，これらは相手の言ったことをその会話の参加者がより理解できるよう

に，というより実践的な理由です。これを言うことで，相手が「より理解しても
らえた」と感じるであろうという効果を狙ったものではありません。
　同じ反復を使うのであれば，私はこのように使うのがいいと思います。

> 患者　「どうせもう良くならないんでしょう」
> 医師　「もう良くならないと思われるのですか？　どうしてそう思われるので
> 　　　すか？」
>
> 患者　「生きることがつらい。早くお迎えが来てほしい」
> 医師　「そうなんですか？　どうしてそう思うのですか？」

　このほうが普通の会話だと思いませんか？

　「もう良くならない」と相手が考えているのはどうしてなのでしょうか？　何か
症状が取りきれてないせいかもしれませんし，何か病状を誤解している（実際以
上に悪く考えている）のかもしれません。前者であれば何か対策を打てるかもし
れませんし，後者であれば病状をきちんと説明する必要があります。医療者とし
ては，まずそこを探るべきではないか，と思います。ACP のフォローアップの質
問として Tell me more, Why?, What else? を紹介しましたが（131 ページ）話を
広げるにはこれらの質問が有効です。ここでは特にそのなかでも Why? が活躍す
る場面ではないでしょうか？

　相手の発言に自分の価値観を押し付けるのは良くないです。「どうせもう良く
ならないんでしょう」に対して「そんなことないですよ」はシンプルに嘘である
こともあるでしょうし，「早くお迎えが来てほしい」に対して「そんなこと言わず
にもうちょっと頑張りましょう」とかいうのは大きなお世話で論外です。だから
といって相手の発言をただ繰り返して，**語尾に「ね」をつけてさえおけばいいと
いうのは，安易な考えに過ぎると思います**。これを提唱した先生はそのような意
図ではなかっただろう，というのはもちろん理解できます。しかし，実際にはそ
のように伝わってしまっています。
　私は「かんわとーく」という活動で日本の医師のコミュニケーションスキルの
指導に携わっていますが，反復のスキルをこのように誤解して使用している医師
をよくみかけます。きっと使いやすいからでしょう。頭の痛い問題は，このオウ

ム返しの反復を使っているのは，経験の少ない若い医師ではなくて，**むしろ経験がある程度あってコミュニケーションの勉強をしている熱心な医師が多いことです**。彼らはきっとこの反復が良いスキルだとしてどこかで教育をされたのだと思いますが，私から言わせると間違っています。私はこの問題の根の深さは深刻だと非常に憂いています。これを読んで思い当たるフシがある医療者は，自分の胸に手を当てて考えてみてください。みなさんが友達や恋人や家族と会話するときに，相手が自分の言ったことを逐一オウム返しにして，語尾に「ね」をつけるのを繰り返してくることを想像してみてください。あなたは「すごくよく話を聞いてもらえた！」と感じますか？　なんとなくおかしいとは思っていたけど，そうするのがいいと教わったからという理由で反復を使っている医療者がいたら，今すぐやめてください。私が保証します。あなたの感覚のほうがあってます。

　もちろん反復を全否定するわけではありません。私自身，反復を使うことはありますし，なかにはその反復を上手にやっている先生もいます。そういう先生はオウム返しではなくてちょっと言い方を変えていたり，相手の言葉を少し要約したり（「それは○○ということですか？」）しています。つまり，使い方に気をつければ有効なスキルである，とはいえると思います。しかし，かなり注意して慎重に使わなくてはいけない，という認識をもつべきです。大半の先生はオウム返しになっていて，会話は進んでおらず（相手の言うことを繰り返すだけですから当然話は進みません），横で聞いているとものすごくイラッとします。

　これはもちろん，私がこの本の中で紹介してきたいろいろなスキルにも当てはまると思います。例えば NURSE のフレーズにしても，棒読みで言えば逆効果である，ということはすでに説明しました（198 ページ）。

　会話というのは情報のやり取りです。**相手の言うことに真摯に耳を傾けて，どうして相手はこう言っているんだろう？　という好奇心をもつことから始めるべき**だと思います。私が反復が好きでない最大の理由は，こちら側が思考する努力が放棄されているからです。こんな大事なことを話しているときには，相手からくる情報に対して，「どうしてこう言っているのだろう？」とか「これは感情が高いからこういう言葉をかけたほうがいいかな？」とか「この言い方は聞こえが良くないかな？」というように，こちらが一生懸命思考する努力があるべきです。

相手の言うことを繰り返して語尾に「ね」をつければいい，というのは一種の

思考停止です。それはプロの仕事ではありません。もちろんその原因を探り当てたとして，そこには解決できることと解決できないことがあって，おそらく解決できないことのほうが多いでしょう。そもそも問題を解決する必要なんてないんだと思います。でも，それを探り当てる過程で相手の言うことに耳を傾けることのほうが，相手の言うことをただ機械的に反復することよりも，ずっと相手に「話を聞いてもらえた」と思わせることができて，有効だと思います。

11　沈黙の使い方

　1st ステージの**ポイント 05**（20 ページ）で相手の理解を確かめるには相手の話を聞く，**ポイント 07**（25 ページ）で 50%ルールとして，全体の会話の 50%以上話していたら話しすぎ，という話をしました。医師は一般的に相手の話を聞くのが苦手だといっていいと思います。とにかく頭が良くて，データや情報をたくさんもっているので，それを伝えたくなるのでしょう。医師は患者の話を聞き始めると，それを 11 秒で遮ってしまう，というデータもあります[2]。

　同様に，我々は沈黙が苦手です。こういう会話の最中に誰も話していない瞬間が少しでもあると，居心地が悪くなって何かを言ってしまいがちです。それは医学的なことだったり，（たった今話したはずの）状況が悪くなっている原因だったり，病態生理だったり，鑑別診断だったりします。大抵の場合，そういう情報は余計で，役に立っていません。

　私が考える沈黙が特に重要な場面というのをいくつか挙げてみます。

①何か重い情報を伝えた後

> 「がんが進行しています」
> 「以前の生活に戻れる可能性はきわめて低いです」
> 「残された時間は数日〜数週だと思われます」

　このような悪い情報を伝えた後は，いったんそこで止まって沈黙を使うのが望ましいことが多いです。特に 1st ステージのキーになるような予後情報を与えた場合，その情報はとてつもなく重いことが多いので相手も頭が真っ白になってしまいます。これも感情の現れの一つです。感情に対応するスキルとして NURSE のフレーズを紹介しましたが，**あまりに頭が真っ白になっているときは，そういうフレーズすら邪魔になることがあります。**ここではさらに情報を詰め込むよりも，いったん止まって沈黙することで，相手にスペースを与えて脳がその重い情報を処理する時間を与えるほうがいいです。

　さらに，沈黙することで，その与えた情報の重大性を強調できる，という効果もあるでしょう。例えば

> 「がんが進行しています。でも腎機能は良くなってます。とりあえず次の化学
> 療法ができます……」

という言い方をすると，情報量が多すぎて，せっかく伝えたい「がんが進行して
いる」というメッセージが薄まってしまい，それ自体はそんなに大した情報では
ないような印象を与えてしまいます。とにかく一番伝えたいメッセージが「がん
が進行しています」であるなら，それを言った後は沈黙することで，「今のメッ
セージが大切なんです！」という言外の意味をもたせることができます。

②NURSE のフレーズを言った後

NURSE のフレーズを使うとき，というのは基本的に相手の感情が高まってい
るときです。そこで例えば Understand「○○さんの気持ちを考えると，なんと
申し上げていいか言葉が見つかりません……」を使った後は，そのあとに何か言
葉を足すよりも沈黙を使ったほうがいいことが多いです。①と同じで，何か言葉
を足すと，せっかくのこの understand のいい効果が薄まってしまうからです。

③相手の感情が高ぶっているとき

これは①と重なりますが，相手の感情が昂って泣いているときや，相手が怒り
気味でまくし立てているときは，下手なことは言わずに沈黙を守るほうがいいと
思います。泣いているときは感情が溢れているわけですから，最低でも数秒は（必
要ならそれ以上）沈黙を守ります。たまに「どれくらいの間沈黙を使うのがいいの
ですか？」という質問を受けますが，答えは「必要なだけ」です。相手の感情が
収まってくると，向こうから「それで今後はどうするんですか？」というような
質問がきます。これは感情レベルが下がって，脳のキャパシティに空きができた
ということなので，それに従って話を進めればいいでしょう。あるいはある程度
沈黙を守って，少し感情が落ち着いてきたように思えたら，NURSE のフレーズ
を何か言って反応をみる，ということをします。相手から言い出さないときは「そ
れでは今後のことをお話ししてもよろしいですか？」というように，相手に確認
を取ってから話を進めるといいと思います。

相手がまくし立てているときも，基本的には一緒です。まくし立てられるとい
うことは，相手の怒り（またはそれに近い感情）がこちらに向けられているという
ことなので，こちら側も頭が真っ白になってしまいがちです。とかく相手の話を

222

遮って弁解のようなことを言いたくなりますが，逆効果です。相手が感情を吐露
しているときは，沈黙を守るほうがいいことが多いです。

　ただ注意が必要なのは，**相手が怒り気味の感情でこちらに何か問いかけている
とき（「どうしてこんなことになるんですか!?」）には沈黙は適当ではありません。**
もちろん何と言っていいかわからないときは，下手なことを言うよりは沈黙のほ
うがいい，というのはあると思います。しかし，相手の質問に対して沈黙を使う
と，相手は「なんで何も言わないの？　無視してるの？」と，特に怒りがあると
きは「なんとか言えよ！」と思います。そういうときは，質問にシンプルに答え
るか，**沈黙を使うのであれば，NURSE の前ではなくて，何か NURSE を言った
あとに使うのがいいです。**

12 「私」vs「私たち」

　157 ページの病名告知のところで紹介した，2004 年のフジテレビのドラマ「白い巨塔」の物語の前半（第 5 話）には，江口洋介演じる里見先生が 30 代の若い女性患者に対して，末期の胃がんである旨を告知する場面があります。このドラマは話自体が面白いので，それだけでおすすめなのですが，コミュニケーションの観点からも非常に勉強になります。この医学監修を担当された國頭英夫先生が著書『死にゆく患者（ひと）と，どう話すか』でこの部分の会話について解説されていますので，興味のある方は読んでみてください。

　この会話での里見先生の話し方は秀逸です。相手からの質問には端的に答えていて，さらに沈黙を十二分に活用しています。NURSE のフレーズはほとんど使っていません。NURSE はあくまで潤滑油であって，話が進んでいるのであれば使う必要し，という私の主張（194 ページ）を裏付けてくれています。

　ただ，そのなかで一点，私が気に入らないところがあります。それはこの会話の最後のほうで患者からの質問に答えるところです。

> 患者　　　「私がそうなったとき（死を迎えるとき，という意味），側にいてくれますか？」
> 里見先生　「最期まで，私がちゃんとみます」

「私が」と言っています。

　もちろんこれはフィクションですし，ドラマですからよりドラマチックに，聞こえがいいほうがいいので，こういうセリフにしたのだと思います。実際，20 年前の日本の大学病院の働き方では，何があっても担当患者の最期には主治医が立ち会うということが暗黙の了解で，それを期待される空気があったように記憶しています。

　ただ，「私が」と言ってしまうと，里見先生は 24 時間何があっても，この患者から離れられないことになります。夜中でも，土日でも，何かあったら駆けつけなくてはいけなくなる。それって当時の日本では良かったかもしれませんが，令和の時代には現実的ではありません。実際，このドラマのなかで，この患者は大

学病院にいられなくなって転院させられてしまいます。結局「最期まで，私がちゃんとみます」というのは嘘になってしまったわけです。その場の雰囲気に流されて嘘を言ってしまうのはプロではありません。医療者は間違うことはありますが，間違うことと嘘を言うことは違うと思います。

　自分があの立場であれば，

「最期まで，『私たちが』ちゃんとみます」

と言うと思います。「私たち」（「我々」でもいいです）というと，それは私個人だけではなくて，医療者側全体を意味することになります。そこには看護師や自分をカバーする当直医を含みます。医療者側でいうと，転院先の担当医を含むといえないこともないです。屁理屈かもしれませんが，嘘ではありません。ただ一方で，ここで「私は24時間駆けつけられないので，夜間や週末は代わりの医師が責任をもって診察します」などと付け加えるのもイケてないと思います（もちろん聞かれたらそう答えますが）。そういう理屈はここでは too much です。それよりも「私は」の代わりに「私たちは」というだけでいいです。

　悪いニュースを伝えるときも同様なことがいえます。例えば，これ以上状態が改善しないだろう，というようなことを伝えるときは，私は"I don't think he can get better"ではなくて"We don't think he can get better"というようにしています。自分が患者であれば，「私が」と言われると「それはあなた一人の意見。ほかの医師はどう思ってるの？」と感じてしまいます。それを避けるために We ということで，「これは私ひとりの意見ではなくて，主治医チーム，コンサルタントの医師たち，みんなで十分に相談して，そのうえでお伝えしています」という意味を込めています。

　もちろん状況にもよりますし，「私は」というように答えたほうがいい場面もたくさんあると思います。ただ，「私たちは」というほうがいい場面もたくさんあります。特にこれ以上化学療法や手術ができない，あるいは移植の適応にならないというようなニュースを伝えるときは，「ほかの先生とも十分に相談したのですが」というフレーズを足すことで，これがチームとしての意見であると強調しています。

13 相手の立場に立って考える。
「患者に寄り添う」必要はあるのか？

　この本の中で，私は医療者としての患者や家族との話し方について，自分の考えを述べています。これは私の主観が多分に入っています。私の意見に賛同しない読者の方もたくさんいるかも知れません。

　私がどうしてＡがよくてＢが良くないと考えるか，というのは，「自分がそれを言われたらどう感じるのか？」が根拠になっています。この相手の立場に立って考える，というのはコミュニケーションの基本だと思います。何を当たり前のことを，と思われるかもしれませんね。ただ，私は医療者はこれを「プロとして」やるべきだと考えています。「プロとして」とはどういうことでしょうか？

　自分の好感度がだだ下がりになることを承知であえていいますが，私は「患者に寄り添う」という言葉が好きではありません。日本ではこの言葉が金言のように使われているように思いますが，これを聞くと私はなんともいえない居心地の悪さを感じます。

　私は今，医療者として患者に向かい合って座り，悪い知らせを告げています。でも「寄り添う」といわれると，文字通り，打ちひしがれている患者のすぐ傍らに座って患者の手を握り，一緒に涙を流さなくてはいけないのではないか，と感じてしまいます。この「しなくてはいけない」と感じる時点で自分はすでに終わっていて，それが自然にできるのが「寄り添う」ということなのではないか，と考えています。それぐらい患者の親身になることができればいいのかもしれませんが，私にはそういう感情はあまりありません。私のポジションは患者の向かい側から１ミリも動いていません。つくづく人でなしだな，と自分で思います。ではそういう「寄り添う」心をもたない私のような医療者は緩和ケアに向いてないのでしょうか？

　私はむしろ逆だと思います。医療者がプロとしてやらなくていけないのは，あくまで理性的に相手が今どういう感情なのだろう，ということを相手の立場になって必死に理解しようとすることです。たった今がんが進行していると伝えた

この場面で○○と言ったら響きが悪すぎる，とか，○○と言ったほうが聞こえがいいだろう，と真剣に考えることだと思います。そしてこういう状況で（1st ステージ），そういう価値観であれば治療のゴールはこれが一番良くて（2nd ステージ），そしてそれを達成するには○○をして○○をしないということを，相手にとって一番いいように伝える（3rd ステージ）。この作業を理性的に，思いやりをもって行うのが医療者の役目だと思います。

　それがすでに「寄り添う」ことになっているのでは？　といわれることもありますが，私のなかではそうではなくて，これはプロとしてやらなくてはいけない普通のことです。だから，「中川先生は患者に寄り添っていますよね」と言われると，いやそんな大層なことしてないんですよ，と恐縮してしまいます。そんなことまで期待しないでくださいよ，と心苦しくなります。わたしが患者であれば，医療者が私のために泣いてくれることは要求しません。それよりも，この状況でどうするのが一番いいのか，それを教えてよ！　と思います。

　そのように相手の立場に立って考えるには，聖人君子である必要はまったくなくて，むしろ逆に性格が悪いほうがいいのではないか，とすら考えています。私は心が狭くて，性格が悪いです。その自分がこの場面で言われたら嫌なことは言わないようにする。同じことを伝えるのでも，その自分が一番言ってほしい言い方を考えるのです。私は「残念」とは言われたくないし，「頑張ってきたのはわかります」とは言ってほしくないのです。私は会話中は自分が何か言う前にその言葉がどう響くか，ということを考えながら話をしています。皆さんも多少はそれをやっていると思いますが，私は特にそこに気をつけています。

　例えばたまに聞きますが，「これ以上我々にできることはありません」。これって最悪のフレーズです。こんなことを言われたらどう思いますか？　私は腹立たしさすら覚えます。同じことを言うのであれば，「これ以上，がんの進行を遅らせることは，我々にはできません」と言うべきです。なぜならがんの治療ができなくなっても，まだできることはたくさんあるからです。似たようなフレーズで，withhold を意図して「これ以上の積極的な治療は控えましょう」というフレーズ。これも良くないです。言いたいことはわかりますが，積極的な治療ってなんですか？　消極的な治療ってあるんですか？　同じことをいうなら「これ以上，苦しみを引き延ばすようなことは控えましょう」と言うべきです。

もちろん，これらをきっちりとやったうえで，患者に寄り添うことができれば
さらにいいのかもしれません。何度か出てきている『白い巨塔』でいうと，里見
先生は患者に寄り添っていると思います。まさに患者の家族のように，一緒に悩
んだり悲しんだりしています。ただ，私はそこまでできません。そこまで感情を
動かしていたら，とてもじゃないですけど疲れてしまいます。なので，私は，コ
ミュニケーションがうまくいくことと（186 ページ），症状がきちんとコントロー
ルできること，つまり自分ができることに集中しています。

　「寄り添う」という表現が非常に曖昧で，人によって解釈が異なるでしょうか
ら，かえって混乱させてしまうかもしれません。これは私見なので（「残念」はNG，
とはいいましたが）「寄り添う」を使わないほうがいい，とまではいいません。た
だ，なぜ，こんな自分の好感度を下げることをわざわざいうのかというと（私の誤
解かもしれませんが），日本では「緩和ケア」に対して崇高なものを期待するよう
な空気がなんとなくあるように感じるからです。患者からも家族からも医療者自
身からもです。緩和ケアをするには聖人君子のような人格者でなくてはならない，
あるいは，患者のことを自分のことのように悩まなければいけない，というよう
な。そんなことないです。少なくとも私には，どちらも当てはまっていません。
私は，学生や若い先生がキャリアとして緩和ケアを考えるときに誤解してほしく
ありません。「相手がどう感じるかを考えるのがダルい」という人は緩和ケアには
（というか医療職，あるいはサービス業全体に）向いてないと思いますが，「自分は
患者に寄り添えないから緩和ケアには向いてないんじゃないか？」ということに
悩んでいたとしたら，そんなことで悩む必要ないですよ，と伝えたいと思います。

　人間はいずれ全員死ぬのですから，全員に緩和ケアが必要です。すべての医療
者が緩和ケアの心得をもつ必要があります。でも，緩和ケアとコミュニケーショ
ンはただのスキルです。そんなたいそうなものではありません。最低限，今起き
ていることをシンプルに（でも思いやりをもって）伝えて，痛みをしっかり取る。
それだけで患者の苦しみはだいぶ軽減されます。必要なのは性格の良さや高潔な
人格ではなくて，医療のプロとしての矜持だと思います。

V章文献

1) Kruser JM, et al. JAMA 2023; 330: 587-8. PMID: 37486663
2) Ospina NS, et al. J Gen Intern Med 2019; 34: 36-40. PMID: 29968051

column 04

コミュニケーションの上達のために

コミュニケーションはスキル

「コミュニケーションというのはその人がもともともっているセンスによる」
「コミュニケーションは体系的に学んだり，教えることができない」「コミュニ
ケーションは経験を積めば自然とうまくなる」という意見を聞くことがあります。
私にいわせればどれも大ウソです。コミュニケーションは手術手技と一緒で，ス
キルです。

　私が「コミュニケーションはスキルだ」と自信をもって言える最大の理由は，
帰国子女でもなくて，英語の発音も日本語なまり丸出しの自分が，米国の一流の
大学病院で，緩和ケア医として仕事ができているからです。
　私はもちろん簡単な日常会話は英語でできますし，英語で診療をするのも問題
なくできますが，例えば医療関係以外の話題になると理解力は半分くらいです。
映画は字幕なしだと話は半分くらいしかわかりません。レストランでウエイター
がきて料理の説明をしてくれるときも，理解しているのは半分くらいです（わ
かったような顔はして，頷いてはいますが）。

　私が緩和ケアに触れてその素晴らしさに感動し，自分もこれをできるようにな
りたいと真剣に考えたとき，実はかなり迷いました。「はたしてこの程度の英語力
の自分が，生き死ににかかわる重大な話を患者家族にする専門科を選んでいいの
だろうか？」。「はじめに」でも書いたように，緩和ケア医というのは「コミュニ
ケーションのプロ」だと認識されています。ネイティブの米国人医師が会話をし
て，話がまとまらないときにコンサルトされるわけです。自分がそんなことを
やっていいのか？
　なので，運良く緩和ケアのフェローのチャンスをゲットできたとき，どうやっ
たらコミュニケーションが上達するかについてものすごく真剣に考えました。緩
和ケアの研修は1年しかありません。1年後には英語で誰の力も借りずに一人で
会話をしなくてはいけませんし，さらにいえば，ネイティブの学生や研修医を指
導できなくてはなりません。
　とにかく，怖いのはニュアンスが違って伝わってしまうことです。例えば，み

なさんが病気になって，日本の病院で死にそうになっているときに，米国人の医師が出てきて，カタコトの日本語で「あなた，は，死にます」と言われたら，どう思いますか？　「ふざけんなよ，こっちは死にそうなんだよ！　ちゃんと話できる医師を連れてこいよ！」と思いませんか？　（私は思います）。日本語では「てにをは」でニュアンスが変わるように，英語でも似たようなことがあるかもしれません。それが怖かった私は，自分の指導医が話しているフレーズをとにかく書き留めて，一言一句トレースすることにしました。彼らが意識しているかどうかは別にして，私がこの本で論じてきたようないろいろなスキルがそこには散りばめられていました。それをその通り，一言一句言っておけばとりあえず間違いはないはずです。文字通り一言一句です。ドラえもんの暗記パンのように丸覚えしました。

　それを口に出して自分で実際に言ってみると，自分には言いづらい単語だったり，しっくりこなかったりするのがわかります。もうちょっとこういうふうに言ったほうがいいんじゃないか？　それは自分流に少しアレンジしました。指導医のところに行って，「こういう風に説明しようと思うけどいいですか？」「これはこの言い方でおかしく聞こえないですか？」ということをしつこく聞きました。米国人は相手を傷つけないように，できるだけポジティブな感じでフィードバックを出すのが上手です。ただ，オブラートに包んだような言い方で，どこが悪いかはっきり指摘してもらえないと困るのはこっちです。なので，「とにかく，ものすごく意地悪に，自分の話し方であなたが少しでも気に入らないと思ったことを逐一指摘してください」とお願いしました。指導医からしてみたらかなりウザかったに違いありませんが，そんなことはこっちの知ったことではありません。彼らは根気よく私に付き合ってくれました。

　最初のうちはとにかく，全然自分の思ったようにいきません。一生懸命に準備しても，自分の予定していたとおりに少しでも話が進まないと，そこでスタックしてしまい，指導医にテイクオーバーされてしまいます。75ページで，開始1分でテイクオーバーされたという話をしました。同じような感じで，話の半分も進まないことが続きましたが，その都度，予習と復習を繰り返して学びを蓄積していきました。

　そうしていると，ある日ブレイクスルーがきます。私の場合は半年くらい経ったころに，始めてテイクオーバーされずに会話をまとめることができました。（自分が引っかかっていたのは，1stステージのあとに患者に「今後のオプションは？」と聞かれたときに，それに答えてしまい，2ndステージを飛ばしてしまっ

231

ていたのが問題でした。そのときは「今後のオプションは？」に対して、「オプションを話すにはまずあなたのことをもっと教えてもらう必要があります。今，一番気がかりなことはなんですか？」と2ndステージにもっていくことができて，患者の価値観を探り，3rdステージにつなげることができたのです。もちろん当時は3ステージプロトコルという明確なフレームワークは頭にありませんでしたが，今思い返すとそこがポイントでした）。

　一度それがあると，いろいろなことがみえてきますし，成長の速度も加速度的に増します。フェローシップの終わる1カ月ほど前のミーティングの最中に，私の指導医（その指導医は一番厳しくて，いい意味で「口うるさい人」だったのですが）が「あとは任せるから」と言って出ていったときに，なんとか独り立ちできた（指導医の監督がなくてもなんとか会話を終わらせることができるレベルには到達した）と感じました。

　独り立ちしてから，今度は学生や研修医を指導する立場になり気づいたことがあります。それは彼らは私のようにはやっていないということです。当然といえば当然なのですが，彼らは英語が普通に話せるせいで，私のような切迫感がなく，そこまで一言一句に気を使っていないのです。「ああ，Dr. Nakagawa はああやって言った。良いフレーズだな」と思っても，それを書き留めることをしません。

　これまで説明してきたように，私はなぜここでそう言うのか？　または言わないのか？　ということにものすごく神経を使っていますが，彼らはそういう細部には注意を払っていません。私の会話を見たあとに「あの場面で，どうして○○といったんですか？」と聞いてくる研修医はほとんどいません。そして，そのように聞いてくる研修医はもれなく非常に優秀です。もちろん，聞いてこなくてもこちらから指導はしますが，そういうことに注意を払っていない研修医は何回やっても同じところで同じような間違いをして，なかなかその壁を超えることができません。もちろん彼らは医師としては超優秀（間違いなく私よりは頭が良いです）なのですが，患者家族との話し方を聞いていると，「そこはもうちょっとこう言ったほうがいいのにな」とか「そこは理屈はいらないから，沈黙を使うだけでいいのにな」と思うことはよくあります。

　私自身も，指導医として一応独り立ちしてからも，自分なりの研鑽は続きます。特に大きかったのは，補助人工心臓の手術前の緩和ケアコンサルトでACPの会話を400例以上にやってきたことです。患者は一般病棟で手術を2週間後に控え

ていることもあれば，ICU で ECMO に乗っていて手術を翌日に控えているというケースもありました。いずれにしても，まだ何も悪いことは起きておらず，手術がうまくいくことを願っているのですが，将来の状況が悪くなったときに「どう生きるか？」を考える ACP です。

　ACP の 4 つの質問を中心とした台本を作り，それをもとに会話をするわけですが，いろいろなシチュエーションで ACP をする（つまり 2nd ステージを集中的にやる）経験は非常に役立ちました。というのは，実際に状況が悪くなって，今後どうするかという GOC の会話のときは，この 2nd ステージのスキルが非常に重要になるからです。LVAD 術前の ACP は野球の素振りのように体に染み込んで，それを有効に利用できていることを自覚しました。こういった試行錯誤を繰り返すなかで，自分のスキルはさらに上達し，周囲からの信頼を得ることにつながっていったと思います。

　はっきりいって，コロンビア大学にいる医師は皆エリート中のエリートです。その超優秀なネイティブスピーカーの医師が，日本語なまり丸出しの英語で話し，レストランのウエイターの説明をわかったふりをして頷かなくてはいけない自分に，患者への説明がうまくいかないから助けてくれ，とコンサルトしてくるという事実。これはコミュニケーションが生来のセンスなどではなくて，手術手技と同様，スキル以外の何物でもないことの証左だと思います。

　これはこの本を読んでいる読者の方にとっても，非常に示唆的な事実だと思います。日本人として母国語である日本語で会話をする場合，話すことそれ自体には皆さん，それほど苦労しないはずです。研修医のときは何を話していいかわからなくて途方にくれると思いますが，ある程度年数を経て，なんとか会話を終えることができると何となくできた気になり，「患者とのコミュニケーションなんて大したことないじゃん」と思ってしまいがちだと思います。ただ，なにか物事を終わらせられる，ということ自体は，その質を担保しません。自分はできると思った瞬間に，それ以上の成長はなくなります。

　私は渡米してから自分でステーキをよく焼くようになりましたが，最初は焼き加減がなかなかうまくいきませんでした。何も考えなければ何回やってもずっとそのままです。ただ，次はああやってみようという試行錯誤を繰り返して，ステーキの焼き方も上手になっていきました。会話も一緒です。

このように書くと，予習や復習って大変そう，そこまでやる時間ないよ，と思われるかもしれません。私は第二言語の英語でやったので手間がかかりましたが，母国語でやる場合はもっと簡単にできると思います。

一つの会話のあとに，なにか一つだけでも学びを書き留めておけばいいのです。それは「どうしてもうこれ以上化学療法ができないのですか？」という質問に対する答えでもいいし，「助かる可能性はきわめて低いです」のあとにもっと沈黙を使うべきだった，でもいいと思います。これを書き留めるだけです。慣れれば5分もかからずにできるはずです。

何か一つだけでも学びを見つけて，同じミスを繰り返さない。これを繰り返せば必ずうまくなることは，私が保証します。

Epilogue おわりに

　ここまで読み進めてもらってどうもありがとうございます。

　緩和ケア医となって10年が経ちました。本文でも書きましたが，日々の診療で患者や家族と会話を重ねるなかで，その都度自分なりの反省点があります。また，毎月ローテートしてくる学生や研修医に毎回似たようなことを指摘します。年月を重ねてくると，ティーチングポイントはおおむね同じようなことに落ち着いてきます。それなら，これをもっと広くシェアすることで，自分が直接指導する研修医だけではなく，もっとたくさんの人を教育できるのではないかと考え，X（旧ツイッター）を数年前に始めました（@snakagawa_md）。自分が思った以上にポジティブなフィードバックを得ています。こういったポイントは学生や研修医への講義，かんわとーくでの研修会，そしてもちろん実際の臨床でのスキル改善に盛り込んでいます。しかしそれでも，自分の考えをすべて伝えきることはなかなか難しいです。そこでそういう思いをできるだけ伝えたいと，この本の執筆に至りました。

　コミュニケーションはスキルですから，やり方が人によって違うのは当たり前です。Evidenceに則る部分もあれば，そうでない部分もあると思います。特にⅣ章の「こんなときどうするか？」やⅤ章の「コミュニケーションのコツ」では私の最大公約数的なアプローチとそうする理由を書いたつもりですが，もしかしたらうまく伝えられていないかもしれません。また，私が個人的にこだわっているだけの細かいこと（「そんなの，どっちでもいいんじゃない？」ということ）もあるかもしれません。同じようにやっても患者や家族によっては，私のやり方がかえってやぶ蛇になることもあるかもしれません。

　また，私は米国で診療をしている医師です。かんわとーくで指導しているのは日本人医師ですが，実際に日本で日本人の患者と話をしているわけではありません。読者の皆さんはこの本を一つの意見として参考にして，自分なりのベストのコミュニケーションスタイルを確立していただけたら，と思います。

Epilogue

　日本では緩和ケアの専門医は圧倒的に足りません。しかもその緩和ケア専門医はがん患者の診療に主に割かれています。日本における死因のトップはたしかにがんですが，その割合は24.6%に過ぎません[1]。残りの約75%には緩和ケアの専門医は手が回らないのではないか，と思います。そして近い将来（あるいは未来永劫），日本で非がん疾患を診療している主治医が，米国の主治医のように，私のようなコミュニケーションのプロに意思決定支援の助けを求めるということは，はっきり言って起こらないでしょう。つまり，それぞれの医師が自分で患者や家族との話を進めなくてはならないのです。これを，米国のように専門科に頼めないのは最悪だと取るか，逆にそういった事情を活かして自分でコミュニケーションを進めることが，より患者家族にとってはいいことなんじゃないかと取るかは，人それぞれです。でも，どうせだったら後者のように考えるほうがいいですよね？

　この本を手に取った医療者の方には，まず手始めに，自分の家族とACPを始めることを強く強くおすすめします。配偶者やパートナーでもいいですし，親が高齢者の方もいるでしょうし，自分が高齢者として子供と話をするのがいいケースもあるでしょう。何でもいいので，まずは気軽に話を始めてみるのがいいと思います。本文中では最初のNormalizeする文言は「あなたみたいな患者には必ずする会話があるのですがいいですか？」でした。医療者として患者に話しかける場合はこれでいけます。ただ，みなさんが自分の家族にACPをする場合は，この本を使ってください。「最近，読んだ本でこういう会話を必ずしておきなさい，と勧められていんだけど……」といえばいいと思います。そのうえで4つの質問，3つのフォローアップの質問を使って話しをしてみてください。「こうなったら生きていたくない」という考えがあるのかどうか，あるのであればどうしてそう思うのか？　医療者はまず自分の家族と話をするべきだと思います。

　本文でACPというのは始めるのが早ければ早いほどいい，ということを強調しました。本来は医療者かどうかに関係なく，家族内でこういう話が始まっているべきなんです。それを進めるにはまず，みなさん医療者が自分の親や家族と話を始めるのがいいと思います。

語弊があるかもしれませんが，日本は欧米に比べて緩和ケア，終末期医療が遅れていると思います。それはなぜか，ということをよく聞かれます。医療システム違い？　日本人の考え方？　日本人の宗教観や死生観？　もちろんそれらも影響はしているでしょうが，個人的には医療者への教育が遅れているのが一番大きいのではないか，と思っています。私のＸやかんわとーくでの活動に加えて，この本が日本の医療者のコミュニケーションの教育になんらかのいい影響をもたらしてくれることを願ってやみません。かんわとーくの研修会では，オンラインでプロの模擬患者とのロールプレイを通して，コミュニケーションスキルの練習ができます。興味のある方はホームページ（https://kanwatalk.jp/）を覗いてみてください。

　最後になりますが，執筆に際して多大なサポートをいただいたメジカルビュー社の加賀智子さんにお礼を申し上げます。私のいろいろなわがままを最大限に尊重していただいて，非常に有り難かったです。南フロリダ大学内科の安川康介先生，シカゴ大学心臓外科の北原大翔先生におきましては，お二人のユーチューブで議論する機会をいただいたのが，ACP について深く考えるきっかけになりました。この本の内容に関しても貴重なアドバイスをいただき，感謝しております。また私のキャリアを支えてくれた家族，特に，外科から内科へ変わって老年内科を選ぶときに「老年内科ってカッコいいのか？」（老年内科の先生，すいません）と二の足を踏んでいた，当時大事なことを何もわかっていなかった自分に「あなたはそういうことをやったほうがいいわよ」と背中を押してくれた妻の綾子には感謝しかありません。

中川俊一

2024 年 7 月

文献

1) https://www.mhlw.go.jp/toukei/saikin/hw/jinkou/geppo/nengai22/dl/gaikyouR4.pdf

Profile

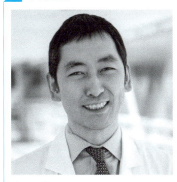

中川俊一
コロンビア大学内科准教授,
成人緩和ケア入院部門ディレクター

1997年北海道大学医学部卒業。耳鼻咽喉科,一般外科の研修を経て2005年に渡米。その後,肝臓移植,一般内科,老年医学,緩和医療の研修を経て,2013年よりコロンビア大学内科,2017年より成人緩和ケア入院部門ディレクター,2021年より現職。

緩和医療一般,特に心不全,補助人工心臓における緩和ケアに関して,またベッドサイドやICUでの家族ミーティングにおけるコミュニケーションに関して,米国の医学生や研修医を日々指導している。

2016年から米国VitalTalkファカルティー,2023年からシニアファカルティー

2020年からは日本人医療者向けのコミュニケーションプログラム「かんわとーく」設立メンバーの一人として,教育に従事している。米国内科専門医,米国老年内科専門医,米国緩和ケア専門医。

X(旧Twitter):nakagawa_md

米国緩和ケア専門医が教える
あなたのACPはなぜうまくいかないのか？

2024年9月1日　第1版第1刷発行
2025年4月10日　　　第5刷発行

- ■**著　者**　中川俊一　なかがわ　しゅんいち

- ■**発行者**　吉田富生

- ■**発行所**　**株式会社メジカルビュー社**
  〒162-0845 東京都新宿区市谷本村町2-30
  電話　03(5228)2050(代表)
  ホームページ　https://www.medicalview.co.jp/

  営業部　FAX　03(5228)2059
  　　　　E-mail　eigyo@medicalview.co.jp

  編集部　FAX　03(5228)2062
  　　　　E-mail　ed@medicalview.co.jp

- ■**印刷所**　**三報社印刷株式会社**

ISBN 978-4-7583-2242-3　C3047

©MEDICAL VIEW, 2024.　Printed in Japan

・本書に掲載された著作物の複写・複製・転載・翻訳・データベースへの取り込みおよび送信(送信可能化権を含む)・上映・譲渡に関する許諾権は，(株)メジカルビュー社が保有しています.
・**JCOPY**〈出版者著作権管理機構 委託出版物〉
　本書の無断複製は著作権法上での例外を除き禁じられています．複製される場合は，そのつど事前に，出版者著作権管理機構(電話 03-5244-5088，FAX 03-5244-5089，e-mail：info@jcopy.or.jp)の許諾を得てください.

・本書をコピー，スキャン，デジタルデータ化するなどの複製を無許諾で行う行為は，著作権法上での限られた例外(「私的使用のための複製」など)を除き禁じられています．大学，病院，企業などにおいて，研究活動，診察を含み業務上使用する目的で上記の行為を行うことは私的使用には該当せず違法です．また私的使用のためであっても，代行業者等の第三者に依頼して上記の行為を行うことは違法となります.